KB269629

내 몸이 참 맑아지는 밥상

할레 소피아 샤츠 · 쉬라 샤이만 공저
온중렬 옮김 | 김수범 감수

한언 HANEON.COM

내 몸이 참 맑아지는 밥상

펴 냄   2005년 3월 25일 1판 1쇄 박음 ｜ 2006년 3월 1일 1판 5쇄 펴냄
지은이   할레 소피아 샤츠 · 쉬라 샤이만
옮긴이   온중렬
펴낸이   김철종
펴낸곳   (주)한언
         등록번호 제1-128호 / 등록일자 1983. 9. 30
주 소   서울시 마포구 신수동 63-14 구 프라자 6층(우 121-854)
         TEL. 02-701-6616(대) / FAX. 02-701-4449
책임편집   정지영 jyjung@haneon.com
디자인   이정아 jalee@haneon.com
홈페이지   www.haneon.com
e-mail   haneon@haneon.com

이 책의 무단전재 및 복제를 금합니다.

잘못 만들어진 책은 구입하신 서점에서 바꾸어 드립니다.

ISBN   89-5596-240-1   03510

내 몸이 참 맑아지는 밥상

IF THE BUDDHA CAME TO DINNER
: How to Nourish Your Body to Awaken Your Spirit
 by Hale Sofia Schatz

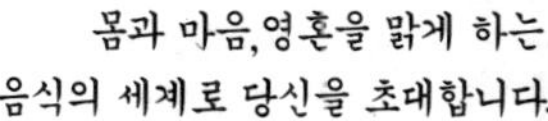

몸과 마음, 영혼을 맑게 하는
음식의 세계로 당신을 초대합니다.

To

From

이제 조용히 내면의 목소리에 귀 기울일 때다. 내 영혼이 뭐라고 속삭이는지, 내 몸이 뭐라고 외치는지 주의 깊게 들어볼 때다. 하루하루 새로운 무게로 다가오는 바쁜 일상 속에서도 가장 활기차고 빛나는 모습으로 존재하기 위해 스스로를 돌봐야 할 시간이다.

우리 존재는 하나의 작은 우주와 같다. 몸이라는 사원 속에는 정신과 영혼이라는 신비하고 섬세한 영역들이 있고, 우리는 몸을 통해서 그 모든 것들을 돌볼 수 있다. 그래서 우리는 더욱 몸에 관심을 기울여야 한다.

오염되지 않은 순수한 음식물, 땅과 바다의 기운을 고스란히 담고 있는 싱싱한 먹거리는 우리 몸을 깨우고 '살아 있음'이 선사하는 활기찬 에너지를 제공한다. '좋은 음식'을 먹고 '먹는 행위'에 고귀한 가치를 부여할수록 몸은 기쁨에 찬 노래를 부를 것이다. 음악을 듣고, 자연 속에 묻혀 책을 읽고, 사람들을 사랑하는 일에 사용할 여유로움과 에너지를 얻게 된다.

누구를 위해 음식을 먹고 있는가?

웃고, 말하고, 걷고, 뛰고, 일하고, 사랑하고… 사람이 역동적으로 살아가기 위해서는 무한한 에너지가 필요하다. 그리고 그 에너지는 우리가 매일 먹고 있는 음식물에서 얻을 수 있다. 특히, 급변하는 문명사회에 사는 현대인들은 몸에 좋다는 음식이라면 무조건 먹는다. 그것이 경쟁사회에서 뒤떨어지지 않기 위한 방법이라고 생각하면서 말이다.

그러나 아이러니컬하게도 실제로 대부분의 사람들의 생활을 들여다보면 건강한 생활과는 거리가 멀다. 바쁜 생활 때문에 아침 식사는 대충 샌드위치로 때우고 점심에는 기계적으로 식당 밥을 먹고, 저녁에는 귀찮다는 이유로 냉동 식품을 먹으면서 눈은 TV에 고정시킨다.

그러면서도 어느 순간 불현듯 이런 생각에 사로잡힌다. '신선한 과일과 야채, 곡물을 많이 먹어야 하는데….', '몸에 나쁜 노폐물이 자꾸 쌓이는 것 같은데….' 하지만 생각만 할 뿐 더 이상 관심을 기울이지 않는다. 단지 다이어트처럼 외형을 다듬는 데만 신경 쓸 뿐이다.

이 책은 우리 몸이 실제로 어떤 것을 원하는지 알려주는 데 초점을 맞추고 있다. 우리는 누구를 위해 음식을 먹고 있는가? 대부분의 사람들은 입이 원하는 음식을 선택한다. 그 음식이 먹고 싶은 것은 몸이 원하기 때문이라고 위안하면서 말이다. 그러나 우리 몸이 진정으로 원하는 것은 고열량 음식, 기름진 음식이나 달콤한 음식들이 아니다. 우리 몸은 맑고, 신선하고 담백한, 거칠지만 자연의 향내가 가득한 음식을 원한다. 그 음식들은 맛은 투박할지라도 우리에게 생명력을 선사한다.

자연의 음식은 몸뿐만 아니라, 마음, 정신, 영혼을 충만하게 해서 삶을 변화시킨다. '음식으로 삶을 변화시킬 수 있고, 누구나 그 놀라운 변화를 경험할 수 있다' 는 주장은 바로 이 책의 메시지이기도 하다. 이 책은 왜 우리가 생명력이 충만한 음식을 먹어야 하는지, 왜 같은 재료를 사용했어도 자신이 직접 만든 음식의 영양가가 더 높은지, 왜 음식의 성분뿐 아니라 재료가 자란 환경에 대해서도 관심을 기울여야 하는지 풍부한 사례를 들어 얘기하고 있다. 음식 하나하나에 관심을 갖고 그것을 의식적으로 먹어야 하는 이유 등에 대해서도 조목조목 알려준다.

따라서 이 책을 읽고 나면 음식을 먹기 전에 다시 한 번 몸과 건강에 대해 생각하게 된다. 초콜릿을 집다가도 내려놓게 되고, 메뉴를 고를 때도 보다 신중하게 선택하게 되는 것이다. 혹시 자신이 감정적인 이유 때문에 무의식적으로 음식을 먹고 있지 않은지도 돌아보게 된다. 특히 이 책의 3부에 나와 있는 '정화 프로그램' 은 아주 매력적이다. 무조건 단식을 강요하거나 생활에 부담이 갈 정도로 긴 정화 기간을 제시하지 않아 편안하게 시도해볼 수 있다. 무엇보다도 음식을 골고루 먹으면서 몸 안에 쌓여 있던 독소, 노폐물을 쏙 뺄 수 있어 누구에게나 유익하다.

음식을 통해 삶을 변화시킬 수 있다는 건 커다란 축복이다. 이 책은 당신에게 그 축복을 만끽할 방법을 알려줄 것이다.

― 우리한의원 원장 김수범

'새로운 나'를 맞이하는 시간

4월은 정원에서 묵은 겨울의 흔적을 몰아내기에 딱 알맞은 시기다. 이 시기가 되면 나는 분주해진다. 땅에 흩어져 있는 낙엽을 쓸어내고 나무의 가지를 치고 씨 뿌릴 준비를 하느라, 집에 딸린 아담한 정원에서 몇 시간씩 보내곤 한다. 우리집 정원은 그다지 넓지 않지만 그곳에는 갖가지 생명들이 살아 숨쉬고 있다. 금속 손잡이가 달린 하얀 대문을 열어 제치면 야생화와 배나무, 살구나무들이 보인다. 집 주위로 난 길을 따라가면 뽕나무, 자두나무, 장미나무 등이 보이고, 봄여름 채소들이 심어져 있는 화단도 보인다. 기둥을 타고 멋지게 자란 포도넝쿨도 볼 수 있다. 물론 아직은 이른 봄이라 만개한 꽃이나 탐스러운 열매들을 보려면 조금 더 기다려야 한다. 지금은 그때를 위해 정원을 재정비할 시기인 것이다. 나는 정원을 둘러보다가 불현듯 이런 생각을 했다. '지금이야말로 포도나무 가지를 치기에 아주 그만이지.'

나무는 가지치기를 해주어야 더 잘 자란다. 나는 가지치기를 오랫동안 해왔고, 그 일을 무척 즐긴다. 율동적이고 리듬감 있는 가위질 소리가 마음에 들기도 하고, 무엇보다 가지치기를 할 때마다 새로운 탄생을 위해 죽은 것들을 치우고 있다는 생각이 들기 때문이다. 사실 주기적으로 가지를 쳐줘야 하는 것은 나무만이 아니다. 새로운 것이 들어설

자리를 마련하기 위해 말라비틀어진 것들을 버리는 작업은 우리 모두에게 필요하다. 오래된 것들을 버리고 새로운 것들을 채워 넣는 작업은 생명의 자연적인 리듬에 순응하는 일이다. 집안을 청소하고, 문서나 파일들을 정리하고, 정신을 혼란스럽게 하는 것들을 없애고, 봄맞이 대청소를 하는 것, 이 모두가 우리 삶을 위한 가지치기다. 날씨가 따뜻해지면 활동량이 늘어나고 삶에 생기가 넘치는 게 당연한데, 그러한 변화는 더 이상 자신에게 도움이 되지 않는 부분들을 내면에서부터 잘라내는 것을 시작으로 한다. 이러한 가지치기는 미처 알지 못했던 성장의 가능성을 보여주기도 한다.

4월의 포도나무 가지는 마르고 뒤틀린 막대기처럼 보이지만 그 벼석거리는 가지에 가위질을 하면 아주 놀라운 광경을 목격할 수 있다. 생채기가 난 곳에서 영롱한 물방울들이 똑똑 떨어지는 모습을 말이다. 내가 정원의 포도나무 가지를 잘라냈을 때도 그러한 광경을 볼 수 있었다. 잔가지를 쳐 내자 방금 전 베어낸 곳에서 구슬 모양의 아름다운 물방울들이 맺히기 시작했다. 아침 햇살을 받아 찬란하게 빛나는 물방울들은 무척이나 신비로웠다.

포도나무는 내게 생명체가 지닌 끈질기고도 위대한 힘을 보여주었다. 포도나무 가지를 자르자마자 주렁주렁 맺힌 진주 같은 물방울들은 잠재되어 있던 생명력의 증거였다. 정원을 가꾸는 사람은 생명체가 지니고 있는 이러한 잠재력에 익숙하다. 겉으로 보기에는 도저히 소생할 가능성이 없어 보이는 나무라도 조금만 관심을 갖고 가꿔주면 훌륭한 열매를 맺는다는 사실을 알고 있다.

놀라운 것은 이러한 생명력이 우리의 내면에도 존재하고 있다는 사실이다. 이것을 영혼, 신이나 그리스도 혹은 부처의 본성… 어떤 말로 표현해도 상관없다. 하지만 이 책에서는 살아 있음이 주는 이러한 성스러운 힘을 '정신*spirit*' 이라는 말로 설명하려고 한다. '정신' 이라는 말에는 특정한 종교적인 분위기가 없어 가장 일반적으로 사용할 수 있기 때문이다.

정신의 에너지는 진정한 힘이며, 생기 그 자체다. 정신은 우리의 본질적인 기질로 그 힘은 놀라우리만치 강력하다. 정신은 우리를 치유해주고, 우리가 만물과 공존할 수 있도록 하고, 진정으로 참된 자아를 지닐 수 있도록 도와준다. 이것이 정신이 존재하는 근본적인 이유다. 정신은 삶의 근원과 연결되어 있는 편안한 집 같은 곳으로, 우리 내부에 있는 균형 잡힌 부분이다. 정신에는 즐겁고 의미 있는 삶을 살게 하는 영양분의 원천이 존재하고 있다. 그래서 우리는 '그런 원천이 있다는 것을 깨닫고, 그곳을 한층 풍요롭게 가꾸어야' 하는 것이다.

우리는 매일 먹는다. 그러나 대부분의 사람들은 출근하면서 도너츠나 샌드위치와 함께 커피를 마시고, 편의점에서 파는 김밥이나 인스턴트 라면으로 끼니를 때우고, TV를 보면서 데운 냉동 식품을 먹는다. 에릭 슐로서*Eric Schlosser*가 미국인의 인스턴트 식품에 대한 중독 상태를 철저하게 파헤친 책《패스트푸드의 제국》에 따르면, 미국인들은 식품에 지출하는 돈의 약 90%를 가공 식품을 구매하는 데 쓴다고 한다. 사람들은 미리 가공되어 포장된 온갖 종류의 음식을 정말 쉽게 구할 수 있기 때문에 '먹는 행위' 의 중요성을 깨닫지 못한다. 무엇을 먹어야 하고 왜 먹어야 하는지 모르고 있을 뿐 아니라, 먹을 때 어떤 느낌이 드는지도 전혀 의식하지 못한다. 대부분의 사람들이 맛에만 집착할 뿐이다.

그러나 뭔가를 먹는다는 것은 삶의 목표와 삶 속에서 닷볼 수 있는 활력에 대한 감각을 새롭게 하는 행위다. 그 행위는 진정한 직업을 찾고, 깊고 충실한 관계를 맺는 것을 도와줄 수 있다. 음식을 먹는 행위가 정신적인 고양을 불러일으킬 수 있는 것이다.

이 책은 당신이 참된 자아에 도달할 수 있도록 유용한 길을 제시해줄 것이다. 우리의 정신이 계속 열매 맺을 수 있도록 규칙적으로 영양분을 제공하는 방법에는 어떤 것이 있을까? 어떻게 해야 정신을 풍요롭게 할 수 있을까? 잠시 상상해보자. 예수나 부처, 알라 같은 지극히 성스러운 존재들이 당신에게 이렇게 말한다.

"이제부터 당신은 나의 수석 요리사요. 나를 위해 밥상을 차려주겠소?"

자, 이제 당신은 무엇을 요리하겠는가? 복숭아 통조림을 내놓거나 기름에 바싹 튀긴 치킨을 상에 올릴 것인가? 당연히 그럴 수 없을 것이다. 온갖 정성을 쏟아 장을 보고, 부엌에서 만들 수 있는 음식 중에서 가장 신선하고 맛있고 건강이 좋은 식사를 준비할 것이다. 물론 당신은 이렇게 주장할지 모른다. "성인들이 먹고 마실 음식인데 그만한 정성은 쏟아야 하는 것 아닌가요?" 그럼 난 이렇게 되묻겠다. "그렇다면 당신은 어떤가요? 당신은 성스러운 존재가 아닌가요?"

기억하라. 우리 모두는 정신적이고 충만하고 위대한 존재다. 만약 그렇게 생각해본 적이 없다면, 지금부터라도 스스로를 위대한 존재라고 상상해보자. 자, 이제 무엇을 먹을 것인가?

위와 같은 질문을 받으면 사람들은 '잘 모르겠다'는 반응을 보인다. 대개 어깨를 으쓱하면서 다음과 같이 대답한다. "지금처럼 먹고 싶지는 않아요. 그것만은 확실해요. 하지만… 무엇을 먹어야 좋을지는 잘 모르겠어요." 샌드위치, 롤빵, 파스타, 감자 칩, 튀김, 커피와 청량음료 는 신성한 분들의 식사로는 적합치 않아 보인다. 무엇을 먹어야 할지 확실히 알기 위해서는, 자신의 내면을 들여다보고 내면의 욕구에 어떻 게 반응해야 할지 알아야 한다. 그래야만 비로소 합당한 자각과 철학을 가지고 몸, 감정, 이성과 정신에 영양분을 공급할 수 있다.

이 책은 일상적인 음식 섭취를 통해서 정신을 살찌우게 하는 방법 을 알려주는 안내서다. 그러나 이 책의 방식을 따르기 전에 기억해야 할 것이 있다. 정신에 영양분을 공급하는 행위는 일방통행이 아니라는 사실을 말이다. 그것은 일종의 순환고리 형태를 띠고 있다. 정원을 예 로 들어보자. 나는 정원에서 온갖 채소와 과일을 얻는다. 그러나 그 모 든 것엔 내 노력이 들어가 있다. 씨를 뿌리고 비료를 주고 가지치기를 하고 정기적으로 땅을 숨아주고 과실수를 돌보아야만 정원은 자신의 역할을 다 한다.

사람도 이와 크게 다르지 않다. 정신을 고양시켜 풍부하고 의미 있 는 삶을 살기를 바란다면, 영양가 있는 음식과 적절한 활동, 풍요로운 인간관계에 관심을 쏟아야 한다. 몸, 감정, 이성과 정신의 혼합체인 나 자신을, 사랑을 베풀고 부지런히 가꿔야 할 정원처럼 여기고 대한다면 어떤 일이 일어날까? 무엇을 버리고 무엇을 새로 심을 것인가? 어떻게 땅을 숨아주고, 어떻게 묘목을 기를 것인가? 당신의 정원에서 얻을 수 있는 이 풍성한 수확물들을 가지고 무엇을 할 것인가?

강력한 삶의 에너지, 영양

우리는 영양을 섭취함으로써 비로소 자신이 누구인지 알게 된다. 자신의 느낌을 이해하게 되고, 무엇을 우선적으로 해야 할지 알게 된다. 삶의 근본적인 목적을 분명히 이해하게 된다. 영양을 섭취함으로써 앞길에 불어 닥치는 폭풍우에 무력하게 반응하는 대신 품위 있게 삶을 헤쳐 나가게 된다. 그러나 나 자신에게 영양분을 제대로 공급해주려면 먼저, 내부에서 들려오는 영혼의 메시지에 귀 기울이고 이를 존중해야 한다.

영양분은 일차적으로 음식물이 되겠지만, 그것만으로는 결코 충분한 성장이 불가능하다. 슈퍼마켓, 대형 마트의 선반에는 수백 가지의 식품들이 진열되어 있지만, 우리는 여전히 무언가를 갈망하고 있지 않은가. 우리는 영양분이 많은 식품을 갈망할 뿐 아니라 신체, 감정, 이성, 정신을 완전히 충족해줄 활동에 굶주려 있는 것이다.

나는 어렸을 때부터 매일매일 영양이 풍부한 음식들을 접하곤 했다. 우리 가족은 내가 여덟 살이 될 때까지 쭉 터키에서 지냈는데, 그곳에 대한 기억은 온통 음식에 관한 것뿐이다. 내 기억을 몽땅 차지하고 있는 것은 갖가지 요리, 음식에서 나는 다양한 냄새, 음식을 만들 때 나던 소리, 음식물의 맛과 모양 등이다. 걷기 시작했을 때부터 줄곧 부엌에서 지낸 탓이다. 부엌에서 대부분의 시간을 보냈던 할머니, 어머니, 고모들이 나를 부엌에 데려다 놓고 돌봐주었기 때문이다. 덕택에 나는 음식을 마련하는 여인들의 정교한 움직임을 항상 지켜볼 수 있었다.

매일 아침 우리는 노천 시장에서 그날 먹을 신선한 농산물, 생선과 고기를 샀다. 매일매일의 식사는 그 싱싱한 음식들로 만들었다. 빵은 집 가까이에 있는 빵 가게에서 갓 구워낸 것을 샀다. 말귀를 알아들을 무렵부터 빵 사는 일은 내 몫이 되었다. 나는 그 일을 좋아했다. 막 구워낸 빵 덩어리를 옆구리에 끼고 집으로 걸어올 때면 온몸에 따뜻한 기운이 퍼지는 것을 느낄 수 있었다. 집으로 돌아오면서 나는 빵의 딱딱한 끝 부분을 잘라내서 먹곤 했다. 우리 집의 모든 여인들 - 할머니, 어머니, 고모 - 의 지도 아래 나는 감각을 이용해서 신선한 채소와 과일 고르는 방법을 배웠다. 신선하고 잘 익은 농산물에서는 특정한 파장을 느낄 수 있다. 색깔과 감촉을 통해서도 '방금 전에 수확한 싱싱한 먹거리'인지 아닌지 알 수 있다. 집 근처 과수원에서 산 배를 한 입 베어 물면, 싱그러운 향과 과즙이 입안 가득 퍼진다. 나는 그 과일 조각 속에서 해와 비, 흙의 맛을 느낄 수 있다. 과일의 생명력을 느끼는 것이다.

부엌에서 보낸 행복한 시간을 통해서 나는 영양분의 중요성을 알게 되었다. 장을 보고, 식사를 준비하고, 매일 저녁 친척들과 함께 한가롭게 음식을 먹는 그 평안하고 따뜻한 시간들이 좋았다. 나는 이러한 시간을 통해서 가족과 지역 사회에 속할 수 있었다. 그리고 그러한 경험을 통해 음석의 힘이, 몸이 지니고 있는 기본적인 생존 능력을 훨씬 뛰어넘는다는 것을 깨달았다. 음식에는 가족을 결속시키고, 땅과 지구의 순환을 알게 하며, 모든 감각을 길러주는 힘이 있다.

변화를 일으키는 영양분이란 무엇인가?

육체에 적절한 영양을 공급해주기 시작하면, 놀라운 변화가 일어난다. 즉 몸뿐만 아니라 생각, 정신, 감정에 이르는 우리의 모든 부분에 영양분을 제공하게 되는 것이다. 적절한 영양분은 습관적이고 강박적인 생각과 행동을 발전과 성장을 일으키는 활동으로 변화시켜준다. 이러한 역할을 담당하는 소중한 영양분을 나는 '변화를 일으키는 영양분'이라고 이름붙였다. 우리가 더욱 충실하고 의식적인 삶을 사는 데 음식이 도움이 될까? 단언코 '그렇다'. 그러나 건강 식품만으로 우리 삶을 빛나게 할 수는 없다. 사실 건강 식품만을 선호하는 것 역시 일종의 강박증이라고 볼 수 있다. 따라서 '변화를 일으키는 영양분'을 섭취하는 데 가장 중요한 열쇠는 건강에 좋은 식품이라기보다는 깨어 있는 의식이다.

변화를 일으키는 영양분은 단시일에 건강을 약속해주는 식단표가 아니다. 오히려 깨어 있는 삶을 위한 도구라고 하는 편이 정확하다. 의식적 고양에 이르는 방법은 종교, 신념에서부터 요가, 명상, 여러 가지 정신적인 수련에 이르기까지 다양하다. 그러나 음식과 정신의 관계는 깊게 탐구된 적이 없다. 오늘날 음식과 관련해 논의되고 있는 주제들은 다이어트나 폭식, 거식증 같이 육체와 감정적인 측면에 국한되어 있다. 그러나 이 책에서는 아주 독특한 시각으로 음식을 바라보고 있는데, 음식과 먹는 행위를 육체적, 감정적, 정신적으로 깨어 있기 위한 매일의 일과로 보는 것이다.

인간에게는 누구나 계속 성장하고 변화하고, 새롭게 태어나려는 본성이 있다. 우리가 이 문장을 읽는 동안에도 우리 내부에서는 커다란 생화학적 변화가 일어나고 있다. 수백만 개의 세포가 사라지고 다시 생겨나고 있다. 그러나 우리는 그것을 의식하지 못한다. 눈에 보이지 않는 아주 미세한 세포에서부터 광활한 우주에 이르기까지 모든 수준의 생명체는 항상 '성장'이라는 과정을 겪고 있다. 물론 인간도 마찬가지다. 자연적인 상태에서라면 우리는 항상 성장과 변화 중 어떤 한 가지 상태에 놓여 있게 마련이다. 그러나 우리는 지금 곤경에 빠져 있다. 고착된 삶을 요구하는 현 문화가 바로 문제의 시발점이며, 그 속에서 우리는 달고, 찐득거리고, 짜고, 고도로 정제된 식품에 끊임없이 빠져들고 있다. 이러한 음식들은 변화를 방해하고 우리 스스로 안전하다고 느끼는 곳에 계속해서 우리를 붙잡아둔다.

성장을 갈망하는 게 인간의 확고한 본능이기는 하나, 안타깝게도 우리를 성장시키는 음식들은 대개 우리가 갈망하는 것과는 거리가 멀다. 나는 25년이 넘는 세월 동안 식습관에 대해 상담을 해왔지만, 이제껏 채소나 두부, 생선, 가공하지 않은 육류처럼 기름기 없는 단백질에 중독되었다는 고객은 만나본 적이 없다. 그러나 매일 생명 유지에 필요한 기본적인 음식(채소, 과일, 곡물, 기름기 없는 단백질)을 섭취하면, 보다 더 큰 힘과 내면의 깊은 곳에 도달했다는 느낌을 가질 수 있다. 물론 그렇게 하는 게 말처럼 쉬운 일은 아닐 테지만 말이다.

우리는 변화를 일으키는 영양분을 꼭 섭취해야 한다. 영양분은 순환고리 형태를 띠고 변화를 일으킨다. 일단 육체적, 정서적, 정신적인 부분이 어떻게 서로 연결되는지 알기 위해서 각 과정을 따로 나눠서 살펴보자. 자연 식품을 먹기 시작하면, 신체는 불필요한 것들을 제거하기 시작한다. 개인에 따라 다르겠지만, 시간이 지나면 소화력이 향상되고 체중이 줄며 알레르기 증상이 없어지고 면역체계가 강화되는 등 다양한 신체적 변화가 나타난다. 그리고 동시에 감정과 정신적인 면에서도 이와 유사한 과정이 일어난다. 일련의 부정적인 감정과 행동이 독성 빠져나오듯 사라진다. 지금까지 가져왔던 자기인식, 대인관계, 생활방식으로는 현재의 당신, 또는 당신이 진심으로 되고 싶은 자아를 지탱할 수 없기 때문이다. 육체와 감정의 균형이 깨진 상태에선 우리가 진실이라고 알고 있는 깊은 의식세계, 즉 정신의 목소리를 들을 수 없다. 육체와 감정이 균형을 이루고 수용적인 자세를 갖추고 있어야만 자신의 정신적인 면에 더 가까이 다가갈 수 있다.

지속적인 변화를 일으키려면 의식과 행동이 함께 필요하다. 무엇인가가 소멸하는 과정에 있다면, 그것은 곧 새로운 탄생을 알리는 것이기도 하다. 낡은 방식을 잘라내야 새로운 자아가 생겨날 여지가 만들어진다. 낡은 방식, 낡은 껍질을 그냥 놓아두는 것은 위험하다. 선택은 우리가 해야 한다. 성장에 저항하느라 많은 에너지를 소모할 수도 있고, 정신이 전해주는 메시지에 응답할 수도 있다.

디드리는 건강상에 심각한 문제가 생겨 나를 찾아왔다. 그녀는 몸무게가 124kg에 육박했기 때문에 걷는 것조차 힘겨워했다. 관절에 너무 무리가 가 양쪽 무릎을 수술해야 하는 상태였다. 이렇게 막다른 골목에 다다랐을 때, 그녀의 동료가 나를 소개해줬다. 우리는 7개월 동안 함께 했고, 그 기간 동안 그녀는 체중이 32kg나 줄었고, 수술을 받지 않아도 될 만큼 무릎 통증이 거의 사라졌다. 상담 기간중에 우리는 그녀가 날씬했던 때에 대해서 얘기를 나눴다. 그녀는 당시 자신을, 건강하고 창의력과 열정이 넘치는 여성으로 기억하고 있었다. 하지만 그런 느낌은 사라진 지 오래였다.

그러나 몸무게가 줄어들자, 예전에 지니고 있었던 창의력과 열정이 다시금 살아나기 시작했다. 이것은 정말로 환영할 만한 일이었지만, 디드리는 그동안 자신이 체중을 핑계로 스스로의 모습을 감추어왔다는 사실을 고통스럽게 깨달았다. 디드리가 시인한 한 가지 진실은 자신의 성적 취향에 관한 것이었다. 그녀는 자신이 레즈비언이라는 사실을 깨달았다. 곧이어 17년간의 결혼생활을 청산하고 자신만의 집을 산 후 그녀가 지금도 사랑하는 동반자 마가렛을 만났다.

디드리의 이야기는 '변화를 일으키는 영양분' 의 한 예일 뿐이다. 자신에게 영양을 채워줄 방법을 인식하게 되면 우리는 자신의 모든 부분에 대해 훤히 알 수 있는 능력도 얻게 된다. 그런 후에 우리는 선택할 수 있다. 새롭게 얻은 진실에 따라 행동할 수 있게 되는 것이다. 또는 사물을 다른 각도에서 볼 수 있다. 일단 살을 빼자, 디드리는 용감하게 정신의 목소리에 귀 기울였고 이에 따라 삶을 바꾸었다.

자신이 무엇을 먹고 있는지에 눈을 돌리게 되면, 자신과의 새로운 관계, 자신의 심원한 욕구에 귀 기울이고 이를 수용하게 된다. 우리는 갓난아기가 태어나 울음을 터뜨리면 본능적으로 아기를 안아 올린다. 아기에게 세상과의 첫 접촉은 따뜻한 스킨십과 모유다. 스스로 이상적이고 자애로운 부모라고 자처한다면, 일단 자신과의 관계, 대화방법, 영양섭취 방법 등부터 바꿔야 한다. 그러한 변화는 삶의 모든 부분에 영향을 미친다. 대인관계, 일에 대한 생각, 삶의 목적도 예외는 아니다. 내 고객 중 많은 사람들은 '먹는 행위' 에 대해 관심을 기울이고 섭취하는 음식을 바꿈으로써, 현재의 일이 자신과 맞지 않다는 것을 인식하고 더 성취감이 높은 직업으로 전환했다. 어떻게 그런 일이 일어날 수 있는가? 원리는 간단하다. 음식에 관심을 기울이기 전까지 그들은 자신들의 진실한 욕구에드 귀 기울기를 거부했었기 때문이다. 변화를 일으키는 행동에 관심이 없었다는 것은 말할 것도 없다.

변화를 일으키는 영양분은 우리 내면에 숨겨져 있는 자유로운 영혼과 접촉하는 방법을 알려준다. 자유로운 영혼을 경험하면 우리는 자신과 가족, 공동체, 이 세계를 위해 봉사할 수 있게 된다. 그리고 일단 자신의 한계를 의식하지 않을 수 있다면, 다른 사람들도 그렇게 할 수 있도록 도와줄 수 있다.

나는 무엇을 위해 음식을 먹고 있는가?

나를 찾아오는 고객들은 "나는 누구를 위해 음식을 먹고 있는 거죠?"라는 질문을 자주 한다. 음식에 관한 문제는 대부분 행복한 감정이나 우을증, 외로움처럼 감정과 연결되어 있는 경우가 많다. 그럼 우리 내면에 숨어서 달디단 초콜릿과 끈적거리는 사탕을 요구하는 존재는 누구인가? 우리는 누구에게 음식을 먹이고 있는가? 그는 사탕이나 아이스크림 같은 먹는 것에만 관심을 두는 성마른 어린 아이일 수도 있고, 반항적인 젊은이일 수도 있다. 때로는 그러한 음식이 좋다고 생각하지는 않지만 어쩔 수 없이 먹는 경우도 있다. 오, 이런! 그런 문제를 고민했던 고객들 대브분은 정서적으로 불안할 때, 무의식적으로 음식에 손을 댔다는 사실을 발견했다. 예를 들어, 우리는 충분한 보살핌을 받고 있지 않다고 느낄 때, 즉 정서적인 보살핌이 필요할 때, 어렸을 때 만족감을 안겨줬던 음식을 향해 무의식적으로 달려간다. 그런데 이런 음식들은 대부분 달거나 짜고 쫀득거리는 것들이다.

부정적이든 긍정적이든 정서적인 욕구에 따라 음식을 먹는 사람들이 많다. 그러나 감정 때문에 음식을 찾는 사람들은 대개 조리하기가 쉽거나 거의 완성된 상태로 나와 있는 인스턴트 식품을 집게 된다.

많은 사람들이 영양가라고는 거의 없는 즉석 식품을 애용하고 있으며, 배가 고프지 않아도 불안하거나 외로울 때는 반사적으로 먹을 것을 찾는다. 마찬가지로 영양, 건강 등은 전혀 생각지 않고 그저 뱃속에 음식을 집어넣는 것만으로 만족하는 이들도 있다. 그러면서 자신이 어떠한 상태인지 전혀 깨닫지 못한다. "누구에게 음식을 먹이고 있는가?"라는 질문은 이 무의식적이고 충동적인 행동에 대한 간단한 해결책이 될 수 있다.

예를 들어, 맛있는 음식이 잔뜩 차려져 있는 파티에 참석했다고 해보자. 당신은 이미 기름진 주요리를 다 먹었다. 이제 테이블 위에는 한 접시의 초콜릿 과자만이 놓여 있다. 어쩔 수 없이 당신의 관심은 그 과자에 쏠린다. 당신은 음식이 차려져 있는 방을 어슬렁거리다가 불현듯 초콜릿 과자가 담긴 접시에 손을 뻗어 과자 하나를 집어 든다. 그러고는 얼마 있다가 다시 다른 하나를 집어 든다. 그러나 이 장면이 비디오 테이프에 녹화된 것이라고 가정한다면, 과자 접시에 손을 뻗는 순간 다시 앞으로 필름을 되돌릴 수 있다. 접시에서 과자를 집지 않고, 스스로에게 이런 질문을 던짐으로써 말이다. "지금 이 과자를 원하는 사람은 누구지? 나는 이 과자를 지금 누구에게 먹이고 있는 거지?" 과자를 먹은 기분이 어떠냐고 몸에게 물을 수도 있을 것이다. 당신의 몸은 맛있는 주요리를 배가 터지도록 먹어서 바지가 꽉 낀다고 답할 수도 있다. 어서 바지의 첫 단추를 풀어 달라고 말할 수도 있다. 그럼 생각해보자.

30초 동안 지속되는 입의 즐거움을 위해 몸에 그런 고통을 가중시킬 필요가 있는가? 그것이 내가 정말로 원하는 일일까? 문제는 과자를 먹느냐 먹지 않느냐가 아니다. 과자 자체는 명백히 나쁜 것이다. 문제는 의식이다. 자신의 행동을 알고 어떤 특정한 순간에 어떤 특정한 식품이 자신의 몸속으로 들어가게 될 것인지를 의식하고 있어야 한다. 이 책에 나와 있는 지침과 방법을 따르면 육체의 욕구와 리듬을 터득하게 될 것이다. 위에 적혀 있는 방법을 직접 실습해보면 일상생활에서 자신을 체크하는 게 보다 쉬워진다. 이제는 무엇인가를 먹거나 마실 때 이렇게 자문해보자. "내가 누구에게 이 음식을 먹이고 있지?" 그런 후에 솔직한 답변을 기다려보자.

영양분을 얻는 여행을 시작하다

최근에 헬스클럽에서 하는 운동에 싫증을 느낀 친구 한 명이 달리기를 시작했다. 그녀는 밖에서 하는 달리기는 러닝머신 위에서 하는 달리기와 사뭇 다르다며, 그것을 통해서 알게 된 여러 가지 사실들을 흥분한 얼굴로 내게 알려주었다. 달리는 속도를 빠르게 하면 달릴 수 있는 거리는 짧아진다. 그래서 그녀는 시험 삼아 달리는 속도를 줄여보았다. 그랬더니 훨씬 쉽게 예전에 달렸던 거리의 두 배를 달릴 수 있게 됐다. 그녀는 한번도 자신이 운동을 잘한다고 생각해본 적이 없었기 때문에 별로 힘 안 들이고 먼 거리를 달렸다는 사실에 몹시 흥분했다. 상상했던 것보다 자신에게 훨씬 많은 힘과 지구력이 있다는 사실에 열광했다. 달리기를 할 때는 속도를 줄여야 한다고 말하기 위해 이 이야기를 꺼낸 게 아니다. 마음의 속도를 줄이는 게 얼마나 중요한지 얘기하기 위해서 이 이야기를 시작했다. 이 나라는 속도를 줄인다는 생각에 익숙하지 않다. 거의 모든 편의시설과 새로운 발명품들은 인생을 보다 빨리 스쳐 가도록 돕는 것들이다. 그러나 편리한 기구들이 자꾸 발명됨에도 불구하고, 그토록 많은 사람들이 항상 지쳐 있는 까닭은 무엇일까?

이제는 깨어나야 할 때다. 속도의 마력에서부터 벗어나 정신과 몸이 건네는 메시지에 귀를 기울여야 한다. 그것들은 마음을 두드리면서 말 좀 들어 달라고, 자신을 이해해주고 안아주고 먹여주고 지지해 달라고 애원하고 있다. 우리는 그저 마음의 문을 열어놓기만 하면 된다.

나는 이제부터 좋은 의도와 관심과 사랑을 가지고 스스로에게 음식을 먹여줌으로써 내면의 성장을 도모하는 여행으로 여러분을 초대하려 한다. 진정한 여행을 하루나 일주일 만에 끝낼 수는 없다. 마찬가지로 음식을 섭취하는 것도 단기간에 끝낼 수는 있는 프로그램이 아니다. 그것은 내면의 자아를 평생에 걸쳐 느리지만 꾸준하게 탐구하는 것이다. 이런 여행에는 자신을 잘 돌보겠다는 등의 몇 가지 규칙 있게 마련이지만, 그 규칙을 '항상' 지킬 수는 없다. 어느 스님이 자신의 제자들에게 이렇게 말한 적이 있다. "좋은 명상이란 것은 없다. 나쁜 명상이란 것도 없다. 그저 명상만이 있을 뿐이다." 그러므로 어느 날 중독성 있는 음식에 다시 빠져든다면, 그 다음날 소리 없이 다시 마음을 가다듬으면 된다. 법석을 피울 필요 없다. 영양분을 얻는 여행은 당신 스스로 시작해야 한다. 그러나 일단 당신은 이 책을 집어듦으로써 영양분의 근원에 첫발을 내딛은 것이나 다름없다. 당신, 진정한 집으로 돌아온 것을 정말 환영한다.

차례

Part 1
음식이 주는 무한한 즐거움

음식만 잘 먹어도 삶이 변한다

삶을 뒤흔드는 특별한 경고음

'좋은 음식'과 영혼의 관계

음식이 주는 무한한 즐거움

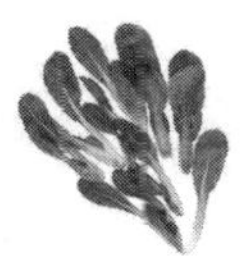

음식만 잘 먹어도 삶이 변한다
삶을 뒤흔드는 특별한 경고음
'좋은 음식'과 영혼의 관계

음·식·만 잘 먹어도
삶이 변한다

지난 해 여름에는, 일본인 교환 학생 한 명이 내 집에서 하숙을 했다. 어느 날 우리는 미국의 관용어법에 대해 얘기하기 시작했는데, "당신 눈이 당신 위장보다 크다 *your eyes are bigger than your stomach*"는 관용어가 화제에 올랐다. 열일곱 살의 그 일본인 학생은 이 관용어의 의미를 이해하지 못했다. 그러나 나는 그 여학생에게 계속 그 뜻을 맞혀 보라고 말했다. 그녀는 한참 동안 생각하더니 이렇게 답했다. "눈에 보이는 것이 먹는 것보다 더 중요하다는 뜻입니다." 그녀의 이러한 대답은 어떻게 먹을 것인가 하는 문제에 대한 중요한 논점을 제기하고 있다. 우리 대다수는 육체가 필요로 하는 것을 눈이 결정하도록 한다. 무엇을 먹을 것인가에 대한 우리의 생각이, 음식 자체나 위가 무엇을 원하는지, 또는 이 순간 강력한 에너지를 얻기 위해서 무엇이 필요한지보다 더 중요하게 작용한다. 많은 사람들이 가족, 사회 분위기, 대인관계,

광고 등에 의존해서 음식을 선택한다. 물론 때로는 매우 유용한 안내서
와 조언에 의해 택하기도 한다. 그러나 어떠한 상황에서라도 음식을 고
를 때는 이렇게 자문해볼 필요가 있다. 나는 독특하고 유일한 내 몸, 계
속 변하는 욕구와 리듬에 의미를 부여하는 방식으로 음식을 고르고 먹
고 있는가?

오늘날 우리는 언제나 음식을 구할 수 있다. 풍요와 궁핍, 추수철
과 사냥철이라는 계절적인 순환과 조화를 이루며 식생활을 영위하던
선조들과는 달리 우리는 언제나 축제 같은 기분 속에서 음식을 먹는다.
정말로 우리는 쉴 틈 없이 먹어댄다. 불편함을 느낄 때까지 위를 채운
다. 그러고는 쇼핑 카트에 더 많은 식품을 싣는다. 이처럼 넘쳐나는 음
식, 빠르고 편리함을 추구하는 문화 때문에 우리는 자신의 개인적인 리
듬을 인식하지 못한다. 우리는 여러 가지 이유로 먹는다. 반드시 배가
고프거나 건강을 유지하기 위해 먹는 것은 아니다.

더욱 더 많은 가공 식품이 시장에 나오게 됨으로써 비만인구는 엄
청나게 늘어나고 있고, '어떻게 하면 소화를 더 잘 시킬 수 있을까?' 와
같은 문제들이 점점 보편화되고 있다. 그리고 우리는 현재 심각한 건강
문제에 직면해 있다. 그러나 사람들에게 절식(節食)을 강요하는 것은
해결책이 아니다. 가공정제 식품의 소비를 줄이고 신선한 농산물, 첨가
제나 방부제가 들어 있지 않은 곡물의 소비를 증가시키면 분명히 사람
들의 건강은 향상될 것이다. 그러나 이것만으로는 부족하다. 목적의식
을 가지고 자신을 사랑하는 마음과 삶에 대한 열정을 갖고 음식을 먹을
필요가 있는 것이다.

이제 우리는 성인이므로 영양분에 대한 욕구를 부모에게 의존할

수 없다. 이제는 우리 자신에게 의존해야 한다. 많은 사람들이 오랫동안 음식을 먹어왔지만, 아직도 무엇이 자신에게 충분한 영양분을 공급해주는지는 알지 못한다. 배고픔을 느끼면서도 무엇을 먹어야 할지, 얼마만큼 먹어야 할지, 언제 먹어야 할지를 모르는 경우가 많다. 우리는 그저 추측할 뿐이다. 영양분에 대한 추측만으로 익숙하고 편리한 식물, 단순히 배를 채워주는 식품을 찾고 있다. 그러나 이제 우리는 자신에게 가장 좋은 영양분을 제공하는 게 무엇인지를 배울 때다.

내 친구, 고객, 동료 직원에서부터 우리 동네의 도서관 사서, 검안사, 마트에 있는 계산대 직원에 이르기까지 영양분이라는 단어는 누구에게나 언제나 즉각적이고 깊은 효력을 발휘하는 듯하다. 영양분이라는 말만 들어도 사람들은 자신의 삶을 다시 들여다본다. 영양분이라는 단어에는 완전한 균형과 융화를 갈망하게 하는 힘이 있다. 그 때문에 그 말은 우리가 정신적인 존재로서 성장하기 위해 무엇을, 어떻게 먹어야 할 것인지에 대한 광범위한 영역을 담고 있다. 나는 영양분이 변화를 일으킨다고 생각한다. 왜냐하면, 무언가를 먹는 매우 간단한 행위에는 우리의 삶을 바꾸는 힘이 있기 때문이다.

사람들은 스스로는 영양분 있는 음식을 먹지 않으면서도 모든 좋은 식습관들은 재빨리 전파한다. 우리의 잘 훈련된 이성은 나쁜 습관을 교묘하게 은폐하지만, 우리는 그것을 직관적으로 알아본다. 영양분을 공급받으면 건강해지고, 따뜻해지고, 지지를 받게 되며, 활력을 느끼고, 심신이 명료해진다는 것 역시 알고 있다. 만약 이러한 사실을 몰랐다면, 나는 몇 년 동안 내가 상담했던 그 많은 사람들도 영양분이라는 단어와 본능적인 관계를 맺고 있다고는 생각하지 못했을 것이다. 영양분! 이 말을 큰 소리로 외치기만 해도 벌써 충분한 영양분이 몸속으로 들어온 것처럼 느껴진다. 한번 외쳐보라. 영양분! 그 소리가 배로부터 시작해서 가슴 전체로 느긋하게 퍼지면서 깊은 숨의 형태로 입을 빠져나가는 것을 느껴보라.

이 책은 우리가 어떻게 음식물에서 영양분을 섭취할 수 있는지를 탐구하고 있다. 그러나 일단, 변화를 일으키는 음식이 우리의 몸뿐 아니라 모든 부분에 영양분을 제공한다는 사실을 이해해야 한다. 이성과 육체와 정신, 감정은 서로 연결되어 있기 때문에 변화를 일으키는 음식은 모든 측면에 영향을 줄 수가 있다.

우리가 기계적으로 지구 위를 걸어 다니는 육체적 존재 그 이상이라는 사실에는 모두들 동의할 것이다. 그러나 우리는 이성적인 존재만도 아니다. 내 고객인 샘은 언젠가 자신의 이성은 비만상태라고 농담조로 얘기했었다. 그가 말하기를, 그의 이성은 영양분을 너무 많이 섭취했기 때문에 이제는 영양실조에 걸린 다른 부분에 영양을 공급해줄 필요가 있다고 했다. 우리는 신체적, 지적, 정서적, 정신적이라는 단어를 사용해 우리를 이루고 있는 각 부분을 표현하고 이해한다. 여기서 중요한 것은 이것들이 모여 '우리'라는 완성체를 구성한다는 사실이다. 사지, 내장, 체액의 상호작용을 통해서 몸이 완성되듯이 신체, 지력, 정서, 정신도 원활한 작용을 위해 서로에게 의지한다. 내 고객 중 한 명인 가브리엘은 이를 이렇게 설명했다. "어느 한 부분이라도 경시하면, 영양분 공급은 불완전해진다." 예를 들어, 정신 또는 감성을 굶기면, 제대로 영양분을 섭취할 수 없어 몸의 잠재력을 충분히 발휘하지 못하게 된다.

무작정 먹을 것인가, 생각하며 먹을 것인가?

나는 육체에 영양분을 공급하는 훈련이 놀랍게도 정신적인 발전과 변화를 이끄는 효과적인 수단임을 알았다. 어떻게 음식과 먹는 행위로 정신을 훈련시킬 수 있는가? 그것은 음식을 먹는 행위가 요가나 명상, 기도보다 더 일상적으로 행해지기 때문에 가능하다. 음식에 대한 갈망은 인간의 중요한 욕구 중 하나다. 하루에도 몇 번씩 우리는 무엇인가를 입안에 넣는다. 오직 맛을 보기 위해서 음식을 집어든다. 나는 맛 외에 아무런 장점도 없는 음식들을 가리켜 '먹을 것'이라고 부른다. 우리는 '먹을 것'이 무슨 뜻인지 안다. 충동적으로 감자 칩이 든 봉투에 손을 집어넣는다. 배가 부른데도 음식이 눈앞에 있기 때문에 무의식적으로 끊임없이 먹는다. 회의 중간 중간에 간식을 재빨리 한 움큼씩 입 속으로 집어넣는다. 몸의 상태는 무시한 채 맛을 탐한다. 이렇게 우리를 맛에 중독되게 만드는 음식들은 모두 그저 '먹을 것'일 뿐이다.

나는 오직 신체에 필요한 에너지, 정신적인 명료함, 독창성, 집중력을 얻기 위해 신중하게 음식을 선택하는 행위만을 '음식물 섭취'라고 부른다. 굳이 이렇게 두 행위를 구분하는 것은 무분별한 음식물 소비와 합리적이고 의식적인 에너지원 섭취의 차이를 강조하기 위해서다. 또한 '음식물 섭취'라는 단어는 영양분 공급에 필요한 두 가지 요소를 모두 담고 있다. 즉 영양분(음식물)을 제공하는 자신과 그 영양분을 받아들이는(섭취) 자신을 포함하고 있다. 우리가 음식물을 섭취하는 것은 그 순간 영양분에 대한 특별한 욕구를 알고 이를 받아들였기 때문이다.

　　그러나 아무리 이 문제에 대해 떠든다 해도 이론적인 방법으로는 변화를 일으키는 영양분 섭취를 이해하기가 거의 불가능하다. 영양분을 섭취함으로써 변화가 일어나는 마법을 이해하려면 몸소 경험해봐야 한다. 우리는 음식물을 주기적으로 섭취하기 때문에 하루에 몇 번씩 적어도 일 년에 몇 번씩은 내적 자아에 주의를 기울일 기회를 얻는 셈이다. 과장되기는 했지만, 사람들이 평균 하루에 열다섯 번씩 무엇인가를 먹고 마신다고 가정해보자. 10년을 기준으로 그 횟수를 계산해보면, 약 54,750번이나 자신의 내부로 관심을 돌릴 수 있는 기회가 주어지는 셈이다. 이 정도의 기회를 제공하는 다른 활동을 알고 있는가? 누구나 다 명상을 하거나, 기도를 하거나, 태극권을 하는 건 아니다. 그러나 음식을 먹는 행위는 모든 사람들이 항상 하고 있는 중요한 일이다.

　　소량의 음식을 먹거나 한 잔의 커피를 마실 때도 방심하지 말고, 창의력을 발휘해야 한다. 정말 다행스럽게도 좋은 음식을 고르고, 먹는 행위를 의식하는 일은 어느 때나 실천할 수 있다. 어쩌면 당신은 평생 동안 기름투성이 치즈버거와 감자튀김을 먹고, 설탕물과 다름없는 콜라를 마셨을지도 모른다. 그건 그래도 괜찮은 셈이다. 일단 변화하기로 마음먹었다면 말이다. 변화를 일으키는 놀라운 여행은 일단 의식적으로 음식을 섭취하는 것을 시작으로 한다. 그것이면 족하다. 간단한 한 끼의 식사는 겉으로는 별 의미 없는 것처럼 보일 수 있지만, 실제로는 진정한 자아와 새로운 관계를 맺는 씨앗이 될 수 있다.

　　"당신이 먹는 음식이 곧 당신이다."라는 말을 들어본 적이 있는가? 무슨 뜻일까? 당근을 먹으면 당근이 된다는 말인가? 칼로리만 높고 영양가 없는 음식을 먹으면 사람도 그 음식들처럼 알맹이가 없는 사람이 된다는 뜻인가? "당신이 먹는 음식이 곧 당신이다"는 말은 몸속에 들어간 음식의 영향력에 초점을 맞추고 있는 말이다. 하지만 '음식과 의식'의 관계를 염두에 두면 이 말에서 또 다른 의미를 찾을 수 있다. 항상 스트레스에 시달리고 있는 상태라면, 당신은 스트레스를 먹는 걸로 풀기 위해 영양가란 눈 씻고 찾아봐도 없는 음식들을 움켜쥘 가능성이 높다. 즉 음식이 당신에게 영향을 주기도 하지만, 당신의 상태가 식생활에 영향을 줄 수도 있다는 말이다. "당신이 먹는 것이 곧 당신이다 you are what you eat"라는 표현을 살짝 비틀어 "당신은 당신을 먹는다 you eat what you are"는 말로 바꾸면 우리는 후자의 표현에서 의식의 중요성을 발견할 수 있다. 이 말을 듣게 되면 사람들은 동작을 멈추고 '과연 나는 누구인가?', '지금 내 상태는 어떠한가?'라는 의문을 떠올리게 된다. 자신을 정신적인 존재라고 믿고 있으면, 자신의 내부에 예전부터 존재하고 있던 찬란한 생명력에 영양분을 공급해줄 음식을 한층 더 열심히 찾게 된다. 이러한 단순한 주장을 이용해서 생명력을 북돋아주는 음식을 먹으라고 스스로에게 말해보자. 당신이 바로 당신 삶이기 때문이다.

'먹는 행위'에 담긴 다양한 의미

우리 모두는 어머니의 따뜻하고, 촉촉하고, 포근하고, 몸을 완전히 감싸주는 완벽한 자궁 속에서 세상 밖으로 밀려나왔다. 그래서 아이는 세상으로 나오자마자 불안한 울음을 터뜨린다. 그러면 어머니는 곧바로 아이를 안아 어르고 보호하는데, 이것이 대부분의 아기들이 처음 경험하는 세상과의 물리적 접촉이다. 어머니의 팔에 안겨 심장박동을 들을 때의 느낌을 상상해보라. 그 소리는 완벽하게 안전하고 따뜻했던 자궁 속에서 듣던 소리와 똑같을 것이다. 아기들은 영양분을 어머니의 젖에서 뿐만이 아니라 사람들과의 친밀한 스킨십에서도 얻는다. 친밀하고 풍부한 스킨십을 통해 물리적 세상을 처음 접하는 것이야말로 가장 이상적인 경험이다. 아기를 길러보았다면, 품 안에 안겨 젖을 빨면서 보여주는 아기의 몸짓들이 얼마나 경이로운지 알게 된다. 조그마한 몸은 완전히 긴장이 풀려 말랑말랑해지고, 아이들은 얼굴에 천사와 같은 미소를 머금은 채 깊은 잠에 빠진다. 세상만사가 다 만족스럽다는 느낌을 온몸으로 표현한다. 이러한 모습이야말로 영양분을 섭취할 때 나타나는 가장 순수한 몸짓이다.

이렇듯 어릴 때는 음식을 먹는 과정에 여러 가지 의미를 부여할 수 있다. 아이가 배고파하면, 일단 어머니들은 아이들을 품에 안는다. 아이가 아파하면, 고통을 덜어주기 위해 무엇인가를 먹여준다. 이처럼 '아이에게 무언가를 먹여주는 행위' 에는 단순히 음식을 주고, 씹게 하고 삼키게 하는 기계적인 과정을 초월한 뭔가가 있다. 이것이야말로 영양분을 공급해주는 오묘한 과정인 것이다. 즉 그 행위는 사랑하는 사람의 팔에 안기고, 육체적인 것뿐 아니라 감정적인 욕구를 함께 해소하고, 다른 사람들과 연결되는 것 등을 포함하고 있다.

이러한 기억을 다시 떠올릴 수는 없을지라도, 생의 초기에 진정한 영양분을 공급받았다면 그것은 삶의 일부가 된다. 태어나서 처음 몇 년 동안 이런 형태의 보호를 받지 못한 사람일지라도, 모든 사람에게는 어머니의 자궁 속에서 영양분을 공급받던 때의 따뜻한 경험, 즉 온전하고, 누군가와 연결되어 있다는 느낌, 살아 있다는 행복감을 느낄 때의 기억이 내면에 감추어져 있다. 내가 아는 어떤 사람은 할아버지나 학교 체육 선생님께 인정받았을 때, "넌 정말 특별한 재능을 가졌어."라는 말을 들었을 때 보이지 않는 영양분이 몸속으로 흘러들어가는 것 같은 느낌을 받았다고 말했다.

나는 음식을 먹는 활동을 정서적, 정신적, 지적인 측면에서 설명하기 위해 '영양분' 이라는 말을 더욱 많이 듣고 읽고 있다. 그리고 그런 행동을 점차 일상적으로 하고 있다. 나는 양분을 공급하는 행위가 삶과 깊이 연결된 행위 중 하나라고 생각한다. 스스로에게 양분을 공급하면 힘이 생기며, 창의력이 용솟음치고, 무엇인가에 연결되어 있고, 즐겁고, 온전하게 살아 있다는 느낌을 가질 수 있다. 석양을 바라볼 때 자신이 위대한 자연과 하나로 연결되어 있다고 느끼는 사람이 있는가 하면, 자녀들과 썰매를 탈 때, 요리를 하거나 피아노를 연주하거나 산책하거나 달리기를 하면서 정신적인 영양분을 섭취하는 사람들도 있다.

몸에 양분을 공급하는 것은, 우리 내부에 있는 영혼에 양분을 공급하는 것과 같다. 살면서 짜릿한 성취감을 경험했던 때를 떠올려보자. 그리고 음식물을 살펴보고 그것을 정기적으로 먹을 때 그 느낌을 떠올려보도록 하자. 예를 들어, 당신은 음식을 고르고 맛을 음미할 때 수채화 그리는 것에 몰두했을 때나 아이에게 즐겁게 책을 읽어줬을 때의 느낌을 상기할 수 있다.

지금 이 순간, 무엇을 먹을 것인가?

나는 식사할 때면 언제나 내 마음속에서 들려오는 모든 목소리를 확인한다. 어떤 목소리가 무엇을 먹길 원하는지 그것을 왜 원하는지 알기 위해서다. 음식을 앞에 두고 있을 때 내면에서는 수많은 목소리들이 들려오는데 앞에 놓여 있는 음식을 먹지 못하게 될까봐 두려워하는 목소리도 있고, 내 관심을 끌지 못할까봐 겁내는 목소리도 있다. 그래서 나는 그들을 모두 만족시켜야 할 책임감을 느꼈다! 식사를 할 때마다 유엔 회의에 참석한 듯한 느낌이 들었다. 내게는 협상해야 할 사안들이 너무 많았다.

그러나 몇 주가 지난 후에 나는 더 이상 그럴 필요가 없다는 것을 깨달았다. 말하자면, 그들이 모두 영양분을 공급받고, 마침내 편안함을 얻고 결국에는 느긋한 마음으로 입을 다문다는 것을 알게 됐기 때문이다. 이제 나는 식탁에 앉아서 한 사람만 먹이면 된다. 나는 어쩌면 이렇게 완전한 하나가 되기를 평생 원했는지도 모른다. 그래서 지금은 그 일체성을 항상 기억하며 산다. 내가 돌보아야 할 대상이 여러 명이 아니기 때문에 나는 그만큼 에너지를 많이 절약할 수 있게 됐다.

— 진니

진니가 나를 처음 만나러 왔을 때, 그녀는 이렇게 고백했다. "나는 음식을 뿌리칠 수가 없어요." 그녀는 그 당시 아이스크림에 심하게 중독된 상태였는데, 수년 동안 심지어 몹시 추운 겨울에도 아이스크림을 입에 달고 살았다. 나는 그녀에게 물었다. "왜 그걸 먹지요?", "누가 아이스크림을 먹길 원하나요?" 나는 사람들이 아이스크림 같은 우유로 만든 부드러운 식품에 탐닉하는 것은 어머니에 대한 감정과 깊은 관계가 있음을 알고 있었다. 이것은 진니의 경우에도 완벽하게 맞아 떨어졌

다. 그녀는 어머니에게서 버림받은 어린아이의 감정을 느끼고 있었던
것이다. 그녀는 그걸 깨달은 순간부터 바로 아이스크림 먹는 걸 그만두
었다. "아이스크림을 먹지 않아도 더 이상 외롭지 않아요." 그녀는 이
렇게 말했다. "해방되었다는 느낌이 들어요."

상담이 끝나자 나는 진니에게 여러 가지 과제를 내주었다. "이번
주 내내 식사할 때마다 지금 음식을 원하는 사람이 누구인지, 당신이
누구에게 그 음식들을 먹이고 있는지 스스로에게 물어봐요." 이러한
질문에 익숙해지면, 그녀는 자기가 무엇을 먹고 있는지, 왜 그 별난 식
품을 스스로 먹고 있는지, 어떻게 먹고 있는지에 주의를 기울일 수 있
다. 이런 질문들은 변화를 일으키는 영양분을 얻는 훌륭한 출발점이다.

식사할 때 우리는 내면의 목소리를 듣는다. 내면의 목소리가 하는
얘기는 모두 다르지만, 대체로 그 목소리들은 부정적이다. '어렸을 적
에 충분한 사랑을 받지 못했다', '영속적인 관계를 가질 만큼 선하지
않다', '재능이 없다', '건강하게 살 수 없다' 등의 내용들을 담고 있
다. 그러나 고통이나 경험과는 달리 내면에서 들려오는 목소리는 사실
이 아니다. 하지만 이러한 목소리들은 너무나 교묘하게, 끊임없이 들리
기 때문에 사람들은 어느덧 그것들을 진실이라고 믿고 만다.

진니는 "지금 내가 누구를 위해 이 음식을 먹고 있지?"라는 질문
을 하면서 자신의 내면에 상처받고, 화나고, 고독하고, 공포에 떨고 있
는, 사랑과 관심을 받을 자격이 없다고 믿고 있는 모습들이 있다는 것
을 깨달았다. 이런 목소리를 부인하려고 하면, 소리는 더욱 커질 뿐이
다. 아이스크림이든, 피자든, 도너츠든, 사탕이든, 술이든 사실상 이런
목소리들이 갈망하는 음식이라면 뿌리치기가 매우 힘들다. 그리고 그

런 음식들을 먹을수록, 그러한 목소리들은 점점 강력해지고 결국에는 우리 정신을 해친다. 그러나 이런 목소리들은 여러 해 동안 설득력 있는 가면을 만들어냈지만, 이제 우리는 상처를 부드럽게 감쌀 필요가 있다. 우리는 내면의 목소리를 인정하면서도 그들의 욕망을 충족시키지 않을 수 있다. 우리에게는 선택권이 있다.

'누구를 위해 음식을 먹고 있는가', '왜 특정한 음식에 그토록 끌리는가'라는 명제를 이해할 때 우리는 선택할 자유를 얻는다. 우리는 더 이상 같은 것을 반복하는 노예가 아니다. 만약 자꾸만 초콜릿 아이스크림을 먹게 되는 이유가 애인과 결별해서 마음이 아프고 외롭기 때문이라는 것을 알았다면 적어도 그 순간에 당신은 선택을 할 수 있게 된다. 그러나 그러한 질문을 하는 것은 올바른 선택을 하지 못했을 때 죄책감을 느끼기 위해서가 아니다. 그저 다음 번 선택의 순간이 왔을 때 "누구를 위해 이것을 먹느냐"는 질문을 한 번 더 물어보기 위해서다.

다른 지방에서 대학교를 다니던 딸이 방학 때 내려와서 내게 건넨 첫 마디는 "엄마가 해준 밥이 너무 먹고 싶어"였다. 대학 식당 밥은 너무 익혀서 맛이 없다고 투덜댔다. 그런데 딸아이가 학교로 돌아간 직후에 이상한 일이 벌어졌다. 갑자기 내게 쌀밥에 대한 엄청난 식욕이 생긴 것이다. 스스로의 욕구를 자제해야 했다. "너, 진짜 쌀밥을 먹고 싶은 거야? 이것을 이토록 먹고 싶어 하는 이유가 뭐지? 너 지금 누굴 위해서 쌀밥을 먹으려는 거야?" 그리고 나는 깨달았다. 내가 딸아이를 위해서 밥을 먹으려고 했다는 사실을. 하루 세 번 맛있는 쌀밥을 먹을 수 없는 딸을 대신해서 내가 먹으려고 했다는 사실을 알게 되었다. 그러나 쌀밥을 그리워하는 감정은 내 감정이 아니라 딸애의 감정이며, 내가 먹은 쌀밥은 내 딸애 입으로 들어가지 않는다. 나처럼 많은 사람들이 자신의 오래된 감정을 위해서, 가족을 위해서 혹은 이 세상의 아픔과 고통으로 인해, 즉 자신이 아닌 누군가를 위해서 하루 종일 먹는다. 일단 그러한 사실을 알게 되면, 자신이 진정한 자아를 위해 음식을 먹는 경우가 얼마나 적은지 깨닫게 된다. 또한 남을 위해 먹는 행위가 진정한 자아를 육성하는 기회를 날려버린다는 것도 알게 된다.

그러나 내면에서 들려오는 여러 목소리들 중 매우 특별한 목소리가 하나 있다. 그 목소리는 다른 목소리들을 주관한다. 그것은 침착하고 명료하다. 그것은 몇 시간 동안 우리에게 강력한 에너지를 공급하고, 정신을 맑게 하고, 열정을 빛나게 하는 영양분이 무엇인지 정확하게 알고 있다. 그 목소리의 유일한 관심사는 우리의 신체적, 지적, 정서적, 정신적 성장을 촉진시키는 일이다.

내 고객인 알렉사는 이 목소리를 위장의 지혜라고 부른다. 나는 이 표현이 좋다. 내가 상담했던 사람들은 대부분 위장에 대해 적대적인 태도를 지니고 있었다. 그들은 과식, 스트레스, 위궤양, 변비, 심각한 소화 장애와 과체중으로 만성적인 고통을 겪었다. 지금도 슈퍼마켓 계산대에 가면 30일이면 뱃살을 쏙 빼준다는 십여 개의 건강 식품 광고책자들이 즐비하게 늘어서 있고, 배 나올 걱정 없이 음식을 계속 먹을 수 있다고 유혹하는 약품 광고들이 눈에 띈다. 보기만 해도 얼굴이 찡그려진다. 그렇게 먹는 음식은 정말이지 소화기관을 망가뜨린다. 이 나라는 우리의 위장을 걱정하지만, 잘못된 과도한 관심일 때가 많다. 그것은 위장의 지혜로운 목소리를 듣는데 오히려 방해가 될 뿐이다.

"어떤 결정을 내려야 할 때 나는 내 배를 쳐다봐요." 알렉사는 이렇게 말했다. "지금 감정이 어떤지, 직장에 대해 어떻게 생각하고 있는지, 심지어 저녁 식사로 무엇을 먹을지 등을 결정할 때, 그러니까 정말 내 진면목을 알고 싶은 때, 나는 위장의 지혜에 귀를 기울여요. 그러면 결정에 대한 의혹이 사라지거든요. 머리와 배는 연결되어 있으니까요."

애정 어린 태도로 음식을 대하면 신체적, 정서적인 상처가 없어져서 내적인 지혜로움에 가까이 다가갈 수 있다. 우리는 이것의 효과를 5장에 나오는 정화(淨化)를 통해 알아볼 수 있다.

대부분의 사람들이 감정적인 이유로 음식을 먹는 경향이 있다. 알렉사도 이러한 경향을 인정했다. 그녀는 이렇게 말했다. "스트레스를 느끼거나 피곤할 때마다 음식을 먹곤 했지요. 아이스크림이나 비스킷, 초콜릿을 먹고는 갑자기 행복해져 웃음을 터뜨릴 때도 있었어요. 대학원에서 공부할 때는 설탕과 탄수화물에 의지했어요. 그러다 호두와 아몬드를 먹으면, 배뿐 아니라 두뇌까지도 만족시킬 수 있다는 사실을 깨달았어요. 몸 전체를 충만하게 채우는 법을 알게 됐지요. 사회와 가족이 내게 했던 말, "넌 무조건 먹어야 해."라는 주문을 잊어버릴 수 있게 됐어요. 나는 정말 좋은 걸 발견한 셈이에요."

받아들이는 법 배우기

영양분을 섭취하면 충만함이 느껴진다. 행복감이 전신으로 퍼진다. 그것으로 족하다. 살면서 충만하다는 느낌을 얼마나 자주 느껴봤는지 생각해보라. 이 책을 시작할 때 우리는 '누구에게 음식을 먹이고 있는가?' 라는 질문에 대해 고민해봤고, 영양분을 섭취하려면 주고받는 행위가 모두 필요하다는 것도 알았다. 어떻게 영양분이 우리에게 공급되는지는 신선한 샐러드, 가정에서 만든 수프, 구운 채소 등을 떠올리면 쉽게 이해할 수 있을 것이다. 그러나 문제는 받아들이는 부분에서 일어난다. 스스로 영양분을 받아들이지 않으면 말짱 도루묵이다. 영양분을 받아들이기 위해서는 마음을 열어야 한다. 물론 영양분을 섭취하기 위해서는 일차적으로 입을 벌려야 한다. 그러나 변화를 일으키는 영양분을 받아들이기 위해서는 입뿐만 아니라 몸과 마음, 정신까지도 열어야 한다. 그리고 그러기 위해서는 자신이 소중한 존재며, 영양분을 받아들일 만한 사람이라는 것을 믿어야 한다.

어째서 우리는 자신을 있는 그대로 받아들이지 못할까? 우리 모두에게는 원했던 것을 성취하지 못했던 부정적인 기억들이 있다. 그것은 우리를 무력하게 만든다. 게으른 행동이나 고통스러운 경험 때문이 아니라 부정적인 사연 그 자체가 우리를 무력하게 만든다. 우리는 끊임없이 우리의 욕구가 충족되지 못할 수밖에 없는 이유를 대면서, 스스로를 보호하기 위해 욕구를 억누르려고 한다. 그리고 이런 태도는 또 다시 욕구가 충족되지 않는 상황을 만들어낸다. 즉석 식품이나 과자에 탐닉하거나, TV를 보거나 컴퓨터를 하면서 음식을 대충 먹는 등의 행동을 함으로써 스스로에게 진실로 행복하고 충만한 시간을 허용하지 않는다. 즉 스스로 절실한 욕구가 충족되리라고 생각하지 않기 때문에 그런 욕구들을 충족시킬 수 없는 생활방식에 또 다시 빠져드는 것이다. 결국 얻으려고 애쓰는 대상과는 반대되는 것을 반복적으로 생산해내는 것이다.

　　그러나 나는 부정적인 기억들을 무시하라고 요구하지는 않겠다. 무시하면 할수록 그것의 기억은 도리어 더욱 강해질 수 있기 때문이다. 그 대신 나는 삶에서 완전한 충만감을 맛봤던 시간, 즉 욕구가 충족될 때 느꼈던 순수한 행복감을 상기시키도록 사람들을 격려한다. 그것으로 족하다. 눈 내리는 광경을 잠시 쳐다보는 것, 좋아하는 사람을 만나고, 춤을 추고, 음악을 듣고, 공원에서 강아지와 장난치는 등의 행동에서 행복한 삶은 시작될 수 있다. 내면의 라디오가 오랫동안 부정적인 방송에 맞추어져 있었다면, 다이얼을 돌려서 그 밖의 다른 방송을 들을 수 있는지 시험해보아야 한다. 다른 방송도 있다는 걸 믿어야 한다. 처음에는 희미하게 들릴지 모르고, 심지어는 방해전파가 있을지도 모른다. 그러나 영혼의 목소리는 언제나 들려오게 마련이다. 그 목소리를 들으려면 우선 수용적인 태도를 지녀야 한다.

　　그럼 수용적인 태도는 무엇을 뜻하는가? 이미 우리는 그것이 개방적인 태도와 연관되어 있음을 알고 있다. 그러나 개방성이 전부는 아니다. 그와 동시에 분별력도 갖추고 있어야 한다. 무엇을 어느 정도로 받아들일 것인가? 모든 것을 받아들여야 한다는 생각이야말로 수용적인 태도를 왜곡하는 것이다. 모든 것에 열려 있는 것은 진정한 열림이 아니다. 한계에 대해 분명한 입장을 취하는 태도야말로 진정한 수용이라고 볼 수 있다. 욕구의 시작과 끝을 알고 있어야 할 사람은 바로 자신이다. 실제로 수용적인 태도를 지니고 욕구에 민감해질수록, 받아들이고자 하는 것들을 더욱 더 잘 선별할 수 있다. 이러한 이치는 우리 몸을 통해서도 배울 수 있다. 우리 몸의 각 세포는 무엇을 흡수해야 할지 정확히 알고 있다. 세포벽은 영양분을 흡수하기 위해 열리고 노폐물을 제거하고 나서는 다시 닫힌다. 몸은 본능적으로 균형과 완전함을 유지하는 방법을 알고 있다. 물론 우리에게도 자신에게 가장 유익한 것을 선별적으로 골라내는 능력이 있다. 이와 같은 능력은 분자 형태로 이미 우리 안에 존재하고 있었다. 우리는 그저 자신의 자연적인 리듬에 따르기만 하면 된다. 다음 장에는 정신과 감정과 몸을 위해서 무엇을 먹어야 할지에 관한 실제적인 지침들이 나와 있다. 그러한 지침들을 통해 우리는 소비하기로 선택한 모든 것들, 즉 음식뿐 아니라 음악, 책, TV, 대화에 이르기까지 모든 것을 더 정확하게 볼 수 있다.

사람들은 업무와 생활에 따르는 책임이 너무 커서 더 이상의 것들은 다룰 수 없다고 말한다. "내 접시는 가득 찼다"고 토로한다. 실제로 접시만 가득 찼을 뿐 아니라 몸과 마음도 가득 찼으며, 집, 달력, 그 밖에 우리 삶 속에 있는 모든 것들은 지금 가득 찬 상태다. 대부분의 사람들이 텔레비전이나 라디오를 켜놓은 채 식사를 하며, 컴퓨터로 작업하면서, 회의를 하면서 신문을 읽으면서 음식을 먹는다. 그처럼 많은 일을 하고 있는데 어떻게 먹는 것에 관심을 가질 수 있겠는가? 그러니 많은 사람들이 손쉬운 음식을 골라 마치 매 식사가 마지막이기나 한 것처럼 허겁지겁 먹을 수밖에. 이것은 매일매일 잔칫상을 받는 것과 다를 바 없다. 이런 폭식은 혼란을 유발한다. 폭식을 할 때마다 올바르게 생각하고 느낄 수 없게 되며, 자신에게 어떤 영양분이 필요한지는 더더욱 알 수 없게 된다. 영양분을 섭취하기 위해서는 여유를 둘 필요가 있으며, 여유를 둔다는 것은 더 이상 필요하지 않은 것을 영원히 놓아버린다는 뜻이다.

하루 또는 일주일 동안 으직 한 끼만 먹을 때 우리는 생각하지 못한 선물을 받거나 자신에 대한 사랑을 느낄 수 있다. 우리는 보다 많은 것을 받아들일 때 덜 먹는다. 이것은 대단히 미묘한 문제다. 우리는 무언가를 먹을 때마다 우리 몸, 감정, 이성, 정신에 다가가는 기회를 얻는다. 바로 지금, 바로 여기에서, 바로 이 순간에 말이다.

삶을 뒤흔드는
특별한 경·고·음

모예즈 _ 캠벨, 때때로 당신도 행복을 추구할 때 어떤 보이지 않는 손의 도움을 받고 있다는 느낌이 듭니까?

캠벨 _ 물론이죠. 언제나 그렇습니다. 놀라운 일이에요. 항상 보이지 않는 손이 곁에 있다는 생각이 들어요. 미신 같은 생각이지만 내게는 익숙한 일입니다. 행복해지고 싶다는 생각이 들면, 자연스럽게 항상 우리를 기다려 왔던 어떤 행로를 따르게 되고 그러다보면 어느새 내가 꿈꾸었던 삶을 살고 있을 거라는 생각이 듭니다. 이런 사실을 이해하게 되면 실제로 행복을 누리고 있는 사람들을 만나게 되고 그들은 우리의 마음의 문을 열어줍니다. 우리가 두려워하지 않는 마음으로 행복을 추구하면, 예상치 못했던 곳에서 문이 열릴 것입니다.

● 조셉 캠벨과 빌 모이어스 공저, 《신화의 힘》 중에서

베스의 이야기

귀담아 듣지 않아서 그렇지, 우리는 잠에서 깨어나 삶을 바꾸라는 경고를 일상 속에서 끊임없이 받고 있다. 나 역시 그런 경고를 들었지만 그것을 무시했다. 직장을 그만두고 완벽하게 삶을 개혁할 필요가 있다고 생각했지만, 실천에 옮기기가 두려웠다. 그 경고가 수차례 들려왔음에도 나는 여전히 듣지 않았다. 나는 매우 완고한 사람이었다. 그

러나 결과는! 나는 결국 암에 걸리고 말았다. 더 이상 자신의 삶에 관심을 가지라는 영혼의 외침을 무시할 수 없게 된 것이다.

몇 년 동안 무언가 심상치 않다는 강렬한 느낌이 들었지만, 그게 무엇인지 딱 집어 말할 수는 없었다. 그 당시 나는 명망 있는 법률회사에서 변호사로 근무하고 있었다. 그 회사에서 근무한 지는 20년 가량이 되었고 업무량은 혼자서 감당할 수 없을 정도로 늘어난 상태였지만, 나는 온갖 에너지를 쏟아 그 일을 처리해내고 있었다. 당연히 남편과 딸은 고사하고 내 자신조차 제대로 돌볼 수 없었다. 마침내 생활에서 오는 긴장 때문에 건강이 극도로 악화되기 시작했다. 5년이란 기간 동안 3년간은 불임의 고통을 겪었고, 담낭을 제거했으며, 극심한 요통에 시달렸다. 비참하다는 생각이 들기는 했지만, 내 몸이 보여주는 이 같은 여러 가지 징후에도 나는 깊이 귀 기울이지 않았다. 이따금 친구들에게 "너무 힘들다"고 말하면서도 막상 헤어 나올 방법은 생각하지 않았다. '생활을 바꾸지 못하면, 내 몸이 거기에 알아서 적응하겠지.' 나는 이렇게 생각했다.

때때로 요가를 하기도 하고 심리 치료사들을 찾아다니기도 했다. 그때 한 여자가 내게 이렇게 말했다. "지금 당신이 처해 있는 상황은 당신의 진정한 자아와 맞지 않아요. 당신은 그냥 집에 있고 싶은 거예요. 정말 그래요."

이게 무슨 말인가? 나는 집에서 살림이나 하고 있을 사람이 아니었다. 내가 할 수 있는 요리라고는 스파게티 통조림을 데우는 일 정도였다. 그래서 나는 그녀의 말을 재빨리 무시해버렸다. 하지만 지금 생각해보니 그녀의 말이 옳았었다. 나는 정말 집에 있고 싶었던 것이다. 나는 필사적으로 내 자신으로 돌아가고 싶어 했던 것이다.

그러나 변신을 하는 것은 쉬운 일이 아니다. 할 수 있는 일이라고는 이것밖에 없는 시점에서 어떻게 일자리를 과감히 밀어낼 수 있는가? 사직을 염두에 두자 다음과 같은 질문들이 끊임없이 나를 괴롭혔다. 앞으로 어떻게 될까? 여생을 어떻게 보내야 하지? 재정적으로 뚜렷한 계획도 없이 수입 많은 직장을 그만둔다면 남편은 뭐라고 할까?

해마다 가족과 보내는 휴가도 중요하지만 이제는 내 자신을 위해 쉴 필요가 있다는 생각이 들었다. 그러나 그러면서도 내게 필요한 시간을 결코 낼 수 없을 거라고 수개월 동안 마음속으로 되뇌고 있었다. 하지만 마침내 용기를 내어 변화를 시도했다. 나는 사장에게 내 근무일을 주당 4일로 줄여 달라고 부탁했다. 또 전일제 직원을 고용해서 내 업무의 일부를 담당하게 해 달라고도 요청했다. 그런데 뜻밖에 사장은 "그렇게 하자"고 선선히 대답했다. 나는 놀라는 한편, 기쁘기도 했다. 아주 간단한 일이었다. 결국 마음의 불안과 혼란을 겪은 끝에 나는 내 생활을 변화시키기로 마음먹었고, 그렇게 결심을 하고 나자 요청하는 것만으로 모든 일이 해결되었다.

그러나 이럴 수가! 얄궂게도 이런 결정을 내린 지 몇 주 안 되어 나는 뜻밖의 선고를 받았다. 오랜만에 마음의 안정을 되찾기 시작했던 어느 날 나는 의자에 피가 묻어 있는 것을 보았다. 그 주에 정기 검진을 받을 예정이었기 때문에 그 피에 대해 심각하게 고민하지는 않았지만, 일단은 그 사실을 담당 의사에게 알리기로 했다. 그리고 다음 날 결장 내시경 검사를 받으러 사무실을 나섰다. 그로부터 9개월 동안 사무실에 돌아올 수 없으리라는 생각은 꿈에도 하지 못한 채.

　　이틀 후 의사는 내게 암을 선고했다. 담당의는 서둘러 거의 60cm에 달하는 결장을 제거했다. 그러나 악성종양은 진행중이었고, 이미 결장 벽을 무너뜨린 상태였다. 암 세포가 아직 다른 부위로 퍼지지 않은 게 기적이었다. 의사는 내가 몇 방울의 핏자국 외에는 다른 증상을 보이지 않은 채 정상적으로 업무를 수행해왔다는 사실을 듣고 몹시 놀랐다.

　　그 후에 나는 어떻게 되었을까? 생각했던 것만큼 나쁜 결말은 아니니 안심하길 바란다. 비록 내가 바라고 생각했던 대로는 아니었지만, 나는 분주하고 긴장이 많은 생활에서 벗어나게 됐다. 악성종양에 대해서는 절대로 안심할 수 없지만, 아이러니컬하게도 암과 싸우던 그 9개월 동안이야말로 내가 성인이 되어 누린 최상의 기간이었다. 스스로에 대한 기대감과 다른 사람들의 기대감으로부터 완전히 벗어났기 때문에 줄곧 평화로웠고 기뻤다.

　　그 기간 동안 나는 시를 썼다. 내 생애 처음으로 삶을 정리했고, 요가와 명상과 영양학 연구를 정기적인 일과로 삼았다. 나는 그 과정을 나만의 독자적인 심리화학요법이라고 불렀다. 스스로 내 육체와 영혼을 치료하고 강화시킬 수 있었기 때문이다.

　　회복되는 과정을 통해서 나는 내 자신의 중요한 측면, 즉 내가 그 동안 알지 못했던 자신의 일부를 발견했다. 두려움을 모르는 내면의 목소리를 개발해 창의력과 통찰력을 길렀다. 이 내면의 친구는 늘 이렇게 말했다. "두렵니? 나라면 그렇게 생각하지 않을 거야."

　　그 당시 내 마음은 불안과 두려움으로 가득했지만, 그는 두려운 게 전혀 없었다. 나는 내 치료법을 전적으로 신뢰했다. 우주가 나를 떠받들고 있다는 느낌이 들었다. 그러자 화학요법 치료기간 중에도 대단한 축복을 받고 있다는 생각이 들기 시작했다.

　나는 일에 시달리는 동안 끊임없이 내면의 고향으로 돌아가라는 메시지를 들었지만, 어떻게 돌아가는지는 알지 못했다. 그러나 암과 싸우는 동안에 나는 내면에 평온과 명료함, 기쁨, 균형이 완벽하게 존재하는 곳이 있다는 것을 본능적으로 깨달았다. 사실 그곳은 언제나 내 내면에 있었기 때문에 애써 찾을 필요도 없었다. 그리고 나는 9개월 동안 그곳에 머물렀다. 내 몸과 정신이 고향에 있지 않았다면, 세상 어떤 화학요법으로도 암을 치료할 수 없었을 것이다. 그런 곳이 존재한다는 것을 기억하고 그 기억을 무시하지 않고 받아들이는 방법을 배웠던 게 9개월 동안 내가 얻은 가장 중요한 교훈이었다.

　기억하라. 경고는 한 차례로 끝나지 않는다. 암 세포가 사라졌다는 것을 확인한 나는 9개월 후에 다시 일을 시작했지만, 그다지 기쁘지 않았다. 전에는 단순하게 내 삶이 뭔가 잘못되었다고 생각했었다. 그러나 힘들고도 기뻤던 9개월 동안의 시간을 보내고 나자, 나는 몸과 마음이 내게 새로운 생활을 하라는 메시지를 보내고 있으며 그것들은 항상 내면의 고향에 머물러 있어야 한다는 사실을 깨달았다. 내가 해야 할 일은 암을 치유한 경험을 다른 사람들과 나누고 그들을 돕는 거였다. 그러나 남편은 그때까지 수입을 걱정하고 있었다. 법률회사에서 받던 내 월급 없이는 생활할 수 없다고 생각했다. 그래서 나는 일을 그만둘 수 없었다. 그해 봄 나는 '심리요법 토론그룹' 회원들에게 여름에는 회사를 그만 둘 것이라고 말했다. 그리고 이상하게 그 말을 입 밖에 낸 순간, 다시는 이 결정을 번복할 수 없다는 확신이 들었다. 가족들에게 이런 사실을 알리지는 않았지만, 나는 내가 새롭게 발견한 생활을 되찾겠다고 매일 스스로 다짐하곤 했다. 그러던 6월의 어느 날, 아무 예고도 없이 갑자기 남편이 사무실로 찾아왔다. 그러고는 이렇게 말했다. "좋아, 퇴직하려면 해. 아무 문제없을 테니 말이야."

나는 이제 내가 원했던 대로 집에서 생활하고 있다. 가족들에게 맛있는 음식을 만들어주고 요가 지도자 훈련과정을 마치고, 명상에 잠긴 채 내면의 목소리에 정기적으로 귀를 기울이면서 말이다. 평온한 마음으로 즐거워하는 내 모습을 보고 가족들은 모두들 놀란다. 나는 정말로 암이 내 생명을 구했다고 믿는다. 그러나 비록 내가 생의 막다른 골목에서 영혼의 눈을 뜨긴 했지만, 다른 사람들은 이와 같은 방식을 따르지 않았으면 한다. 다시 경고가 울리고 있다. 다른 사람들, 특히 업무와 삶을 조화시키기 위해 신체적, 정신적, 영혼의 행복을 희생하면서까지 발버둥치는 사람들에게 도움을 주라는 경고가 들린다. 내게는 해야 할 일이 있지만 아직은 시작하지 않았다. 그러나 미래에 일어날 일을 모두 알아야 하는 것은 아니라고 스스로에게 상기시킨다. 나는 실제로 미지의 것에 익숙해지고 있다. 그리고 그 때문에 모든 일이 가능해지고 있다.

잠에서 깨어나라는 영혼의 메시지

우리 각자의 내면에는 특별한 경고음이 존재한다. 이 경고음은 모든 사람이 독특한 재능을 갖춘 존재라는 것을 알려준다. 다른 사람들을 돕는 게 우리 삶의 주요한 목적 중 하나라는 점에 대해서는 거의 모든 종교가 의견을 같이 하고 있다. 그러나 다른 사람들을 도우려면 일단 우리 자신을 풍부하게 할 필요가 있다. 그래야 다른 사람들을 가장 효과적으로 도울 수 있고, 궁극적으로는 이 세상을 이롭게 하는 방법을 터득할 수 있다.

생태학자들은 모든 생물들의 삶이 어떻게 서로 연관되어 있고 우리가 취한 행동이 수천 km 떨어진 다른 곳의 환경에 어떤 영향을 미치는지 거미줄에 비유해서 보여준다. 우리가 태어나는 순간부터 시작된 경고는 정체성과 삶이라는 거미줄 속에서 우리의 위치를 알려준다. 그것은 우리가 귀중한 존재며 우리가 이 세상에 존재하는 이유는 유익한 일을 하기 위해서라는 걸 알려주는 영혼의 메시지다.

그리고 변화를 일으키는 영양분이야말로 경고음에 계속 응답할 수 있도록 해준다. 우리는 영양분을 통해서 내면의 길잡이가 전해주는 미묘한 메시지에 귀 기울일 수 있고 그러도록 우리 자신을 강화시킨다. 기도, 명상, 요가, 식생활을 통한 영양분 섭취나 기타 치료술 등 자신을 강하게 해서 세상을 돕는 방법에는 여러 가지가 있다. 달라이 라마는 "이처럼 개개인에 알맞은 다양한 영적 관습이 존재한다는 것은 실로 경이로운 일이 아닐 수 없다"고 말했다. 대부분의 사람들은 이런 것 중 한두 가지를 배우겠다는 다짐만으로도 영적 삶을 영위할 자세를 갖췄다고 볼 수 있다. 분명히 말하지만 그 모든 걸 한번에 실행할 필요는 없다. 변화를 일으키는 음식에 마음이 끌린다면, 그것을 영성을 성장시키는 매일의 과제로 삼아라.

그런데 경고를 받았다는 것을 어떻게 알 수 있는가? 경고음의 형태는 각 개인에 따라 다르며, 그것은 그 사람의 주의를 끄는 데 무엇이 필요한가에 따라 다르다. 경고음은 수없이 울리기 때문에 어느 때라도 응답할 수 있지만 대부분의 사람들은 이에 귀 기울이려 하지 않는다. 불행하게도 경고에 주의를 기울일 수밖에 없게 되었을 때는 이미 건강이 나빠질 대로 나빠져 있거나, 우울증에 걸렸거나 업무나 대인관계에서 문제가 생겼거나 생활에서 중요한 실수 등이 일어난 후일 경우가 많다.

중요한 것은 경고음의 형태는 다를지라도 목적은 언제나 하나라는 사실이다. 그것은 깨어나서 영적인 진수를 깨닫고 본래의 모습으로 돌아가라고 말한다. 지난 수년간 내가 만나본 고객 중 많은 사람들은 베스와 마찬가지로 가정에 머물고 싶다는 소망을 간절하게 나타냈다. 그들은 완전히 균형 잡힌 감각을 되찾고 싶어 했고, 삶에서 무엇이 중요한지 분별할 줄 아는 자아로 돌아가고 싶어 했다.

결론적으로 모든 경고는 변화를 요구한다. 강요받는다고 생각되는 때가 더 많지만, 우리가 진정한 자유를 누릴 수 있기 위해서는 편협한 의식을 버려야 한다.

경고음에 귀를 기울여라

이 세상에는 아침형 인간이 있는가 하면 저녁형 인간도 있다. 왜 사람들마다 생체 리듬이 다른지 생각해본 적이 있는가? 나는 전형적인 아침형 인간이다. 새벽 시간을 좋아해서 아직 집안이 조용할 때, 혼자 명상하고 독서를 즐긴다. 아침이 따뜻한 계절이면 정원에서 짧은 산책을 하기도 한다. 내 딸은 나와 정반대다. 밤늦게 잠자리에 들기 때문에 아침 일찍 그 애를 깨우려면 한바탕 전쟁을 치러야 한다. 그 아이가 고등학생이었을 때는 아침 7시 30분까지 학교에 가야 했기 때문에 침대 주변에 자명종 시계를 놓아두었지만 각기 다른 시각에 자명종이 세 번이나 울릴 때까지 여간해서 일어나지 않았다. 아침 6시 30분이면 귀를 째는 듯한 소음이 집안 곳곳에 울려 퍼지기 시작했다. 그러나 딸아이는 알람 버튼을 누른 다음 다시 잠을 잤다. 8분 후에 자명종은 다시 자동적으로 따르릉 소리를 냈다. 따르릉. 꾸벅꾸벅. 따르릉. 꾸벅꾸벅. 결국 딸 아이는 사투 끝에 침대에서 일어나긴 했지만, 그때도 제 스스로 일어났다기보다는 소음에 못 이긴 내가 직접 깨웠기 때문인 경우가 많았다.

경고음은 우리 내면의 자명종과 같다. 삶에 관심을 가지라고 우리 영혼이 발하는 긴급한 메시지인 것이다. 나는 누구인가? 왜 이곳에 있는가? 어떻게 해야 진정으로 보람된 삶을 살 수 있는가? 이런 중요한 문제를 자문해보자.

경고음은 때때로 울린다. 그것에 곧 응답하는 사람도 있고, 알람 버튼을 눌러 경고음을 잠시 꺼두는 사람도 있다. 만약 경고음을 잠깐 꺼두었다면 얼마 지나지 않아 경고음은 다시 울릴 것이다. 내 딸아이의 자명종처럼 8분 후에 울리지는 않겠지만, 앞으로 언젠가는 또 다시 울릴 것이다.

우리는 자신의 내면을 탐구하는, 이 세상에서 가장 중요한 여행을 떠나라는 요구를 받고 있다. 이런 여행은 계획을 세울 필요도 이것저것 알아볼 필요도 없으며 무엇보다도 비용이 들지 않는다. 경고음은 스스로 울린다. 귀만 기울이면 된다. 이렇게 생각할지도 모르겠다. "경고음에 귀 기울이는 건 좋지만, 너게는 그런 일이 일어나지 않을 거야. 난 평범하기 그지없거든. 혹시 이미 울렸는데 내가 눈치 채지 못한 것은 아니겠지?"

데이비드 스팽글러*David Spangler*는 영혼의 경고에 대해서 쓴 책 《경고음*The Call*》에서 이렇게 말했다.

"내가 경고음을 전혀 듣지 못했다면 어떤 일이 생길까? 글쎄, 그런 일은 없겠지. 우리는 언제나 경고를 받으니까…. 그러나 간혹 그러한 신호를 놓쳐 버리기도 하잖아. 진정한 자아를 반복해서 알려주는 특별한 신호를 영원히 알아채지 못할 수도 있지. 그게 바로 가장 어려운 문제지. 경고음을 눈치 채지 못하고 무언가 나쁜 일이 일어난 후에야 자각하게 된다는 것이."

경고음은 운이 좋거나 특별한 사람들의 삶에서 일어나는 이례적인 사건이 아니다. 분명히 말하지만, 경고음은 사람을 가리지 않는다. 이 점은 경고음을 이해하는 데 매우 중요한 사항이다. 경고음은 보통 사람들의 삶에서 울리며, 누구나 들을 수 있다. 이 책을 관심 있게 읽었다면, 당장이라도 자신만의 경고음을 들을 수도 있다.

경고음은 삶이 바뀌는 과정에서 울리는 경우가 많다. 인간관계를 끝내거나 새로 시작할 때, 직업을 바꿀 때, 이사할 때, 학위를 받을 때, 임신했을 때, 자녀들이 독립할 때, 경고음은 들리기 시작한다. 변화가 일어날 때 들려오는 경고음에는 특별히 더 주의를 기울여야 한다. 변화의 순간에 우리는 정체성에 커다란 공백을 느끼기 때문에 자연히 내면생활에 관심을 갖게 된다. 잊혀진 자아와 목적의식을 갑자기 깨닫게 된다. 그렇기 때문에 변화의 순간이 경고음을 따르기에 가장 알맞은 때이다.

만약 경고음이 전하는 조용한 암시를 놓친다면, 베스의 경우처럼 좀더 극적인 방법으로 경고령이 내려진다. 나를 찾아오는 고객들 중에는 몸이 편치 않다고 호소하는 사람들이 많다. 그래서 건강과 활력, 행복감을 되찾을 수 있는 방법을 묻기 시작한다. 나는 암, 만성 근육통, 관절 병, 크론스 씨 병, 과민성 대장증상, 두통, 체중 문제로 고통 받고 있는 고객들을 상담했다. 이런 질병은 하룻밤 사이에 생겨나지 않는다. 나를 찾아올 정도라면, 몸은 오랫동안 균형을 잃은 상태였을 것이다. 그들의 몸은 이렇게 말하고 있는 것이다. "오랫동안 당신 하자는 대로 했어요. 그러나 이젠 넌더리가 납니다. 이젠 자신을 돌보는 법을 배울 때에요."

건강을 되찾으려면 참을성이 있어야 한다. 인간은 전체적인 시스템에 따라 움직이므로 몸이 고장 났을 때도 영혼, 마음, 정신을 모두 돌보아야 한다. 몇 가지 건강 식품과 비타민만 섭취한다고 끝날 일이 아니다.

일단 경고음이 울리면 우선적으로 우리 자신을 풍부하게 하고 모든 면에 걸쳐 매일매일 자신을 돌보는 일에 헌신해야 한다.

글란다는 비참한 상태에 빠지고 나서야 내 고객이 되었다. 스물세 살이라는 젊은 나이에 우울증에 빠져 치료제를 복용하고 있었다. 그녀는 대학 졸업 후 금융계에 취업했고, 낮에는 일을 하고 밤에는 거의 매일 클럽과 바에 출입했다. 이런 생활 때문에 그녀의 몸과 마음은 금세 녹초가 되었고, 자신도 이런 사실을 알고 있었다. 그렇지만 그녀는 20대의 생활이란 모두 이런 것이라고 생각했으며 누구나 이런 식으로 인생을 즐긴다고 생각했다. 그러나 그녀의 내면에서 들려오는 한 목소리는 그녀가 자신에게 충실하지 못하다고, 삶에는 보다 귀중한 것들이 더 많다고 계속 주장했다.

결국 욜란다는 이 소리에 귀를 기울였다. 삶이 혼란스러울 때, 내면의 여러 가지 목소리가 소리를 높여 자신의 목소리를 들어달라고 했을 때, 경고음을 듣고 그에 응했다는 점은 존경할 만하다. 경고음은 맹목적으로 유행을 따르거나 고삐 풀린 욕망을 따르지 말라고 요구했다. 그래서 그녀는 어른이 된 후 처음으로 혼자서 시간을 보내기 시작했고, 극단적으로 행동하는 것을 중단했다. 그 생활을 시작한 지 얼마 되지 않아 욜란다는 삶은 스스로 창조해야지 다른 사람들을 추종해서는 안 된다는 것을 깨달았다. 욜란다는 이렇게 말했다.

"음식을 통해 배운 것을 삶의 다른 면에도 응용하기 시작했어요. 내가 진정으로 원하는 것은 무엇인가? 그러자 휴식이라는 답이 나왔지요. 보다 평온한 나만의 시간을 갖는 일을 원하고 있었던 거지요. 다른 일을 할 때도 그 욕구만은 항상 충족시켜줘야 한다는 걸 깨달았어요. 물론 이것은 하루 이틀에 끝날 일이 아니지요. 그러나 한 발짝 나아가기 위해서는 두 발짝 후퇴해야 할 때도 있는 법이지요. 지금 나는 스스로 변화하고 있고, 크게 성장하고 있다는 것을 깨닫고 있어요. 나는 진정한 해답을 찾기 위해 내면에 관심을 기울이고 있어요. 지혜가 내 마음속에 존재하고 있다는 것을 알게 됐어요. 귀를 기울이면 내면의 지혜가 발휘되기 시작한다는 것을 깨달았어요."

많은 사람들은 경고음을 수용하면 자신을 포기하게 되는 게 아닌가 두려워한다. 자신을 상실하게 될까봐 두려워하는 것이다. 그러나 그것은 꼭 치러야 하는 희생이다. 그런 희생을 통해서만 자신이라고 믿고 있었던, 그렇지만 실제로는 그렇지 않았던 것을 버릴 수 있게 된다. 자신을 속이려면, 자신을 그냥 내버려둘 때보다 훨씬 많은 에너지를 쓰게 된다. 언젠가 한 고객은 자신이 기름칠한 두 손으로 철벽을 떠받치려고 발버둥치고 있는 것 같다고 말했다. 그래서 나는 이렇게 답했다. "그럼 그 벽을 그냥 놓아두면 안 되나요?" 그는 놀란 표정으로 나를 바라보았다. 한번도 그렇게 할 수 있다는 생각을 해보지 않았기 때문이다.

인간은 완강하게 변화에 저항한다. 그래서 경고음이 들리면 숨어버린다. 담요를 뒤집어 쓴 채 아무에게도 들키지 않을 거라고 믿는다. 그러나 경고에 대해 완강하게 저항할수록 삶은 점점 더 투쟁의 장처럼 느껴진다. 나는 그렇게 살고 있는 사람들을 많이 만났다. 그들은 낡은 생활방식을 유지하는 데 엄청난 에너지를 쓰고 그것 때문에 괴로움과 소외감을 느끼고 있었다.

경고음은 되는 대로 살지 말고 책임 있게 진정한 자아를 바라보라고 요구한다. 살면서 우리는 놀라운 일을 끊임없이 겪게 되며, 변화를 요구하는 상황에 계속 부딪히게 된다. 우리의 육체를 보라. 이것 역시 계속해서 변하고 있지 않은가. 그러한 변화가 없다면 살아 있다고 할 수 없을 것이다. 이러한 변화는 육체뿐 아니라 영성과 정신, 감정의 경우에도 필요하다. 경고음은 우리에게 유연한 자세로 생을 즐기라고 권한다. 비록 겁먹은 자세로라도 경고음에 응하기 시작하면, 당신 삶에 더 좋은 것들이 들어올 것이다. 그것은 우리에게 우리 본래의 모습으로 돌아가라고 요구하고 있을 뿐이다.

내가 고등학교 3학년이 되기 전 여름에, 우리 가족은 위스콘신 주에서 워싱턴 주로 이사했다. 그리고 당연한 말이지만, 새로 전학을 간 학교에는 친구가 한 명도 없었다. 말할 수 없이 큰 충격이었다. 여덟 살에 이민 온 이후로 또 다시 내 세계가 뒤집어져버린 것이다. 친구를 모두 잃어버렸다는 사실을 받아들이기 힘들었다. 그때 나는 열일곱 살이었고, 과보호 경향이 있는 나의 가족으로부터 내 정체성을 찾으려고 안간힘을 쓰고 있는 중이었다. 그런 순간에 이사라니! 갑자기 마을과 학교와 가족으로부터 국외자 취급을 당했다는 느낌이 들었다. 그러나 그일은 오히려 내게 큰 깨달음을 주었다. 그만큼 힘들고 고독감을 느낀적은 없었지만, 그 일은 결과적으로 내게 더할 나위 없는 기회가 되었다. 그때부터 전혀 새로운 방법으로 자신에게 의존해야 했기 때문이다. 나는 삶의 의미와 진정한 행복에 대해 여러 가지 질문들을 자문해보기시작했다.

그렇게 내면에 대한 탐구를 계속하다가 1960년대 말 나는 대학에진학했다. 일단 그 길에 눈을 뜨자 나를 가로막을 수 있는 건 아무것도없었다. 영적 생활을 실천하는 문제에 관심을 가지기 시작했고, 요가책과 몸을 영적 성장의 수단으로 삼았던 성인들의 전기를 읽기 시작했다. 내 관심은 지적인 것에만 치우치지 않았다. 직접 요가를 하고 자연식을 먹었으며, 힌두교, 불교, 기독교 등 다수의 종교를 연구했다. 그와중에 내면을 탐구해서 자신의 영혼과 마주쳐야만 깊은 성취감을 얻을 수 있다는 것도 알게 되었다.

"자아라는 영역은 광대하며, 모든 인간들이 지니고 있는, 아직 발견되지 않은 땅이다." 저술가 디나 메츠거 Deena Metzger는 이렇게 말하고 있다. "우리의 경험, 감정, 지식, 이해력으로는 진실한 자아에 접근할 수 없다. 실제로 우리는 진정한 자아에 도달하지 못한 채 그것 밖에서만 유랑생활을 하고 있다. 자아를 갈망하면서도 그것에 다가갈 수 없는 삶이 바로 지금 현대인의 삶이다."

'유랑'이라는 말은 특히 흥미롭다. 유랑생활을 한다는 것은 진정한 고향이 따로 있다는 뜻이다. 누구나 그러한 고향에 대한 그리움을 경험해본 적이 있을 것이다. 누구나 자신이 유랑생활을 하고 있다고 가정하면서 고향에서 살 때의 느낌, 모습 등을 상상해볼 수 있다. 다른 지방에 있는 대학에 입학했을 때, 외국에 나가 생활할 때 고향을 그리워해본 경험이 있으면, 그 느낌이 마치 복부에 빈 구멍이 난 것처럼 느껴진다는 것을 알 것이다. 그러나 이런 그리움은 좋은 것이다. 그것이야말로 고향으로 다시 돌아가게 하는 원동력이 될 수 있다. 즉 자신의 모든 부분과 다시 연결될 수 있도록 우리를 부추기는 원동력이 될 수 있는 것이다. 사실 우리가 유랑생활을 하고 있을 때도 어떤 존재는 고향에서 우리를 기다리고 있다. 바로 우리의 영혼이 말이다. 경고음은 우리 영혼이 우리에게 고향으로 돌아오라고 외치는 메시지인 셈이다.

내 고객인 칸드로는 이렇게 고백했다. "나는 마치 휴가를 보내는 관광객처럼 음식을 먹었어요. 여기저기 돌아다니면서 대충 끼니를 때우는 뜨내기 관광객처럼 말이죠. 내일은 집에서 영양가 있고 좋은 음식을 먹자고 다짐하는 사람들처럼. 그러나 단 한 번도 집으로 돌아가지 못했죠." 칸드로는 대학 교수다. 일정이 빡빡해서 언제나 바쁘게 움직이고 거의 매일 저녁 늦게 집으로 돌아온다. 다른 사람들처럼 그녀도 일하면서 먹는 버릇이 있었다. 대학 구내 카페테리아에서 적당히 음식을 골라 먹거나, 휴식 시간을 이용해서 즉석 식품으로 급하게 끼니를 때웠다. 그리고 각종 치즈 요리들, 구운 과자, 회의 및 세미나 등에서 제공되는 '음식'을 결코 마다하지 않았다. 상담을 받기 전까지 아는 채소가 하나도 없을 정도였다. 스스로 요리를 해본 적이 없었기 때문이었다. 내가 그녀에게 그렇게 관광객처럼 끼니를 때우는 것과 집에서 식사하는 것의 차이를 알고 있냐고 묻자, 그녀는 이렇게 대답했다. "집에서 식사를 한다는 것은 나를 사랑하고, 내가 사랑하는 사람이 있다는 의미에요. 그리고 내가 그에게 소속되어 있다는 의미지요."

나는 처음 찾아오는 고객과 상담할 경우에는 항상 차를 내놓는다. 친한 친구와 편하게 이야기하는 기분으로 대화를 이끌어 나가기 위해서다. 상담은 대개 몇 시간씩 이어진다. 그리고 나는 누구에게나 똑같은 질문을 던진다. "지금까지 살아오면서 누군가와 깊은 인연을 맺고 있다고 느낀 때가 있었나요? 집에 있을 때 제일 편하다고 느낀 때는요?" 그러면 누구나 어김없이, 비록 짧은 순간이긴 하지만, 적어도 한 번은 완전무결한 충족감을 경험했다고 대답한다. 한 고객은 이 질문으로 그때까지 잊고 있었던 기억 하나를 떠올리고는 눈물을 펑펑 흘렸다. 말할 수 없이 큰 상처와 실망을 안은 채 집으로 돌아간 날이었다고 한다. 그녀는 우울한 마음으로 침대에 누워 창 밖을 바라보다가 가로등 불빛을 받아 하얗게 빛나는 눈송이들을 보고, 그것들 하나하나, 윙윙대는 바람, 심지어 가로등의 따뜻한 오렌지 색 불빛과도 자신이 인연을 맺고 있다는 느낌에 휩싸였다고 한다. 그때 그녀는 십대 특유의 고독감과 절망감에 시달리고 있었다.

그녀는 아름다운 눈송이에 반해 여러 편의 시를 썼고, 그것이 계기가 되어 결국 시인이 되었다. 완전무결한 순간은 우리가 활력과 균형감을 느끼고, 자신이 사랑하는 이들, 이 세상, 모든 근원적인 삶에 연결되었다고 느낄 때 찾아온다. 완전무결함은 고독의 반대말이다. 고독의 목소리는 이렇게 속삭이다. "그래서? 그게 무슨 상관이야?" 그러나 결함의 돋소리는 이렇게 말한다. "지금 이 책을 손에 들고 있는 당신, 당신이 가장 중요해요."

나도 변화할 수 있다는 믿음

지치고, 고통스럽지만 그러한 괴로움을 나타내지 않은 채 침대에 누워도, 다음날 아침이 되면 머리끝에서 발끝까지 밝고 열정에 찬 모습으로 일어날 수 있다면 얼마나 좋을까? 그러나 변화는 하룻밤 사이어 일어나지 않는다. 건강한 삶을 보장하고, 정신을 성장시키고, 누구나 다 필사적으로 갈망하는 행복을 선사하는 어떤 명약이 있지 않는 한, 그런 것들은 꾸준한 자기 수양과 노력을 통해서만 얻을 수 있다.

변화에 대한 갈망이야말로 가장 인간다운 본능이다. 그래서 그것은 사람에게 두려움과 경외감을 동시에 불러일으킨다. 우리는 변해야만 낡은 껍질을 벗어던질 수 있다. 그렇다면 어떻게 변화를 시작할 것인가? 일단 경고음을 듣고 이에 응하는 것만으로도 이미 변화의 과정을 시작한 것이다. 어떤 모습으로 변할 것인가? 내면의 또 다른 목소리들은 분명한 목적과 납득할 만한 결과를 보장하라고 주장한다. 물론 어떤 일의 결과를 미리 안다면 결정을 하기가 더 쉬워진다. 그러나 성장과 변화야말로 삶의 가장 중요한 부분이기 때문에 우리는 미지의 사실들 믿고 신뢰할 필요가 있는 것이다.

성서의 '출애굽기'를 해석해놓은 책을 읽은 적이 있다. 출애굽기

에는 이집트에서 노예로 지냈던 이스라엘 백성들이 노예의 신분에서
벗어나야 한다는 걸 깨닫고 모험을 감행하는 이야기가 담겨 있다. 그
책의 저자는 " '이집트를 떠나야 한다' 는 자각은 자신들이 갇혀 있다는
것을 깨닫는 데서 나왔다. 진실을 깨닫고 나면 경고음이 들린다. 무엇
인가가 잠을 깨워 노예 상태를 깨닫게 한다."라고 말했다. 이스라엘 백
성들이 이집트 군대의 추격을 받는 가운데 사해에 도달하는 장면을 논
할 때, 저자는 유대교 율법을 인용한다. 유대교 율법에 따르면 홍해는
낫숀(성서에는 모세라고 나온다)이라는 남자가 바닷물이 코에 닿을 만큼
바다 속으로 들어간 후에야 갈라졌다고 한다. 저자는 이 일화를 들어,
"중요한 것은 신념이다. 그것은 다른 방도가 없다는 걸 알 때 생긴다.
뒤에서는 과거의 생활이 쫓아오고 앞에는 바다가 있을 때 할 수 있는
일은 바다에 뛰어드는 것뿐이다. 바다는 바로 그때 갈라진다."

경고음에 응한다는 것은 새로운 게 성장할 수 있도록 낡은 것을 놓
아준다는 뜻이다. 그렇다고 해서 모든 것을 다 포기해야 한다거나 갑자
기 기억 상실증에 걸려 자신을 잊는다는 뜻은 아니다. 물론 과거의 삶
을 포기하는 과정에서 마치 땅이 송두리째 없어지고 자신이 공중에 매
달려 있는 듯한 느낌이 들 때도 있다. 낡은 것은 계속 허물어지고 있지
만, 이를 대신할 새로운 것이 아직 그 모습을 드러내지 않을 때 이러한
느낌은 극심해진다. 신념은 바로 이 시점에서 중요해진다. 만약 이스라
엘 백성들이 이집트를 탈출한 후로부터 40년간 사막에서 방랑생활을
해야 한다는 걸 알았더라면, 편하고 몸에 밴 삶을 버리려고 하지는 않
았을 것이다. 비록 방랑생활 끝에 진정한 자유를 누리게 된다 했을지라
도 말이다.

그러나 새로운 삶에 대해 어떤 보장도 없기 때문에 더더욱 우리는 영혼의 지혜가 우리를 틀림없이 성장시켜줄 것이라고 믿어야 한다. 경고음은 실패한 인간관계, 불만스러운 삶을 버리게 한다. 경고음은 영혼의 본질이며 지시인 셈이다. 그것에 따르면 제한적인 세계관이 광대한 삶의 영역으로까지 넓혀질 것이다. 경고음이 온 몸으로 느껴질 만큼 크게 들려올 때, 낫손이 그랬듯이 우리도 서슴없이 바다 속으로 뛰어들게 된다. 모든 것을 받아들일 수 있게 된다. 고민 끝에 경고음을 받아들이면 충만한 안정감이 찾아온다. 더 이상 외롭지 않고, 낡은 자아의 껍질을 벗을 수 있게 되고, 오랫동안 바랐던 영혼과의 결합을 이루게 된다.

미지의 세계는 두려울 수밖에 없다. 그러나 뱀이 정기적으로 허물을 벗듯 우리도 끊임없이 변화해야 한다. 껍질을 벗고 자신의 모습을 보면, 더욱 더 영혼을 신뢰할 수 있게 된다. 그리고 이러한 상황이 반복되면 신뢰감은 반석처럼 단단해진다. 영혼이 언제나 우리를 발전의 다음 단계로 이끈다는 믿음이 생긴다. 그러나 한창 변화를 받아들이고 있는 순간에는 영혼이 우리를 어디로 이끌고 있는지 정확히 알 필요는 없다. 변화를 선택할 필요도 없다. 일단 신뢰하면 된다. 영혼은 우리를 절대로 잘못된 곳으로 인도하지 않는다. 결코, 단 한 번도 그런 일은 일어나지 않는다.

경고음을 받아들이면 변화는 시작된다. 정신적, 심리적, 육체적으로 변화하기 시작한다. 그 발전을 통해서 약동하기도 하고, 눈물을 흘리기도 한다. 그런 발전은 쉽게 이루어지지 않지만, 우리가 성장함에 따라 자신의 능력에 대한 신뢰도 그만큼 커진다.

'좋은 음식'과
영·혼·의 관계

우리가 이 세상에 존재하는 이유는 무엇인가? 이 질문이 맘에 드는가? 나는 이 질문을 아주 좋아한다. 그래서 몇 명의 학생들에게 이 질문을 던져보았고, 다음과 같은 진지한 대답 덕분에 무척 감명 받았다.

'남을 돕는다. 깨어 있다. 가르친다. 모든 것을 즐긴다. 학습한다. 재능을 발견해서 이용한다. 사랑을 이해한다.'

이 대답들은 모두 진실이다. 그러나 학생들에게 이 질문을 했을 때, 특별한 대답을 기대했던 건 아니었다. 중요한 건, 그들의 대답이 아니라 질문이 불러일으키는 생각이다. 내가 대학생이었을 때 그랬듯이, 누구에게나 삶이라는 중요한 문제를 토의하면서 밤을 센 기억이 있을 것이다. 아니면 이제야 비로소 이 문제가 이성과 감성의 언저리에서 춤추기 시작했는지도 모르겠다. 나는 누구인가? 내 존재의 의미는 무엇인가? 나는 지금 왜 여기에 있는 것인가?

이러한 질문들은 현학적인 단어들로 한껏 멋 부린 것들이 아니다. 기본적이고도 훌륭한 질문들이다. 심원한 발견과 창의력과 자기 탐구를 일으키는 질문들이다. 우리가 삶의 의미와 목적에 관한 이러한 문제를 탐구하지 않는다면, 정신적 존재인 우리에게 양분을 공급한다는 생각은 그 의미를 잃는다. 내면에 대한 성찰은 변화를 일으키는 음식를 섭취에 있어서도 중요하다. 왜냐하면, 변화는 단순히 음식에만 연관되어 있는 게 아니라 의식의 변화와도 관련 있기 때문이다. 이 책의 지침에 따라 식습관을 바꾼다 하더라도 의식의 변화가 없으면 단순한 미봉책이 될 뿐이다. 항상 명심하라. 우리는 지금 다이어트에 관해 얘기하고 있는 게 아니다. 변화에 대해 논하고 있는 중이다.

삶의 의미에 대한 해답을 몰라도 상관없다. 중요한 것은 의문을 갖고 답을 구하는 행동이다. 어려운 질문을 하는 데는 용기가 필요하며, 모르는 것을 인정하기 위해서는 대담해야 한다. 대시인인 라이너 마리아 릴케와 이제 시 쓰는 것을 막 배우기 시작한 젊은 시인 까뿌스가 주고받은 유명한 서간문에서 릴케는 젊은 시인 까뿌스에게 이렇게 조언한다. "풀리지 않는 모든 의문에 대해 참을성을 가져라. 의문 자체를 사랑하도록 노력하라. 지금 구할 수 없는 해답을 찾으려 하지 말라. 왜냐하면 직접 깨닫지 않으면 해답을 안다 해도 실천할 수 없기 때문이다. 차라리 모든 것을 실천하라. 이제 그 질문들을 실천하라. 그러면 모르는 사이에 언젠가는 해답을 찾게 될 것이다."

우리는 교육을 받았고 재정적인 여유도 있으며, 세상에 영향력을 행사할 수 있는 능력을 갖추고 있다. 우리는 정신에 관한 책을 읽을 수 있고, 기본적인 일상의 욕구를 충족시키는 것을 넘어서 여러 가지 다른 각도에서 우리의 삶을 바라볼 수 있다. 바로 이런 이유 때문에 우리는 깨어나야 할 필요가 있는 것이고, 이 세상을 위해 봉사해야 할 책임이 있는 것이다. 우리가 만약 사랑과 목적의식을 가지고 생명이 충만한 음식을 먹는다면, 매일매일 우리의 삶은 정신과 더욱 더 융합될 것이다. 더 이상 아침에 일어나서 기계처럼 출근하고 시간 되면 자동적으로 퇴근하는 생활은 없다. 물론 그러한 일상이 존재하기는 하겠지만, 중요한 것은 삶의 모든 측면이 보다 큰 목적과 융합된다는 것이다.

정신을 위한 강력한 수단

방금 새 집을 하나 샀다고 잠시 상상해보자. 멋지고 아름다운 집이다. 그런데 그곳으로 이사하고 난 지 얼마 되지 않아 지붕이 샌다는 것을 알아챘다. 실내의 아름다움이 유지되려면, 외부 건축물이 단단해야 한다. 우리의 경우도 마찬가지다. 우리의 정신이 성장하고 확장되어 삶의 곳곳에 영향을 미치려면 우리 몸이 튼튼해야 한다. 정신을 담는 그릇이 단단하면 단단할수록 정신은 그만큼 크게 확장될 수 있다. 그리고 정신이 강하면 강할수록 우리는 더욱 몸을 건강하게 하고 싶어진다.

강한 몸을 만들기 위해서 갑자기 유도를 배워야 한다든가 권투를 해야 하는 것은 아니다. 개개인의 몸은 모양, 크기, 능력이 모두 다르다. 변화를 일으키기 위해서 반드시 이상적인 몸매를 가지고 있을 필요도 없다. 힘은 자신의 자아에 최대한 알맞은 영양분을 공급할 때 생기는 것이다. 그리고 신체가 건강한 상태에 있어야 정신의 메시지를 들을 수 있다. 우리의 육체가 활기차고 예민할수록 정신도 활발하게 활동한다. 육체가 균형 상태에 있지 않으면, 정신을 느끼기가 한층 어렵다. 혹은 느끼는 게 가능하기는 하지만, 육체적 고통 때문에 많은 에너지와 주의력이 소모된다. 감기에 걸리기만 해도 주의력이 흐트러지는데 하물며 두통, 위장병, 발진과 알레르기에 시달리고 있다면 더 이상 말해 무엇하랴.

우리는 삶의 의미와 목적을 보다 깊이 이해하고 싶어 하지만, 그러기 위해서는 일단 그것을 시도할 용기와 인내심을 지니고 있어야 한다. 우리는 목적을 가지고 열심히 일하면, 언젠가는 완벽한 건강, 이상적인 대인관계, 훌륭한 직업, 애정 어린 가족, 더할 나위 없는 행복 등 스스로가 정한 이상향에 도달할 것이라고 생각한다. 이런 목적에 집착할 뿐아니라 조바심을 내기도 한다. 자동차를 타고 먼 곳으로 여행 갈 때, 아이들은 몇 번씩이나 이렇게 묻는다. "아직도 멀었어요?" 우리 집 아이들도 자동차 뒷좌석에 앉아 길을 가는 내내 나를 성가시게 했다. 그러나 가야할 길이 5km가 남았건 50km가 남았건 대답은 언제나 똑같다 "이 차가 멈추면 다 온 거야." 바꾸어 말하면, 과정을 단축할 수는 없는 일이다. 중요한 건 여행하는 과정이니까.

의식적으로 음식을 섭취하면 자의식이 작동하기 시작한다. 자의식은 상자에 담아 두었다가 어떤 특정한 날에만 사용하는 게 아니다. 음식을 통해 영양을 섭취하면 정서적, 정신적 측면에서 자신을 의식하게 된다. 즉 자의식이 꿈틀대는 것이다. 어두운 방에서 손전등을 켜면, 방의 일부만이 밝아질 것이다. 그러면 방이 얼마나 넓은지 알 수 없고,

또 그 방안에 어떤 것들이 있는지 훤히 알 수 없다. 그러나 천장에 달려 있는 전등을 켜면, 갑자기 멋진 가구, 그림과 책상 등 방안에 있는 모든 것들이 보인다.

자의식은 천장에 달린 전등과 같다. 그것은 우리의 모든 부분을 비출 수 있는 능력을 갖추고 있다. 우리가 양분을 많이 섭취할수록 자의식의 불빛은 더욱 강해진다. 정신의 성장은 규칙적이고 일상적인 습관을 통해 이루어진다. 깨어나서 영혼에 귀 기울이라고 외치는 소리가 들리는 듯하면, 삶의 정신적인 부분을 고취시키겠다고 약속하라. 정신적 자아라는 씨앗은 이미 기름진 토양 위에 뿌려졌다. 양분을 섭취해서 그것을 기르는 일만 남았다. 정성을 쏟도록 하자. 노자는 도덕경에서 이렇게 말했다. "뿌리가 있는 것은 기르기 쉽다."

요셉의 이야기

1986년 6월의 아침, 나는 침대에서 일어나 옷을 챙겨 입고, 아침밥을 먹은 후 큰 아이들을 학교에 데려다 주는 것으로 내 하루 일과를 시작했다. 그날의 아침도 다른 날과 다름없이 평범했다. 그러나 앞으로 벌어질 일은 나의 열정과 믿음, 음식과 치료에 대한 나의 지식 등을 송두리째 시험에 들게 했다.

나는 이웃들과 함께 교대로 아이들을 학교에 데려다주고 데려오곤 했다. 그날은 내 차례였다. 차 안에서 아이들은 그날 있었던 일들에 대해 즐겁게 재잘거리고 있었다. 곧이어 비가 내리기 시작했다. 그런데 사거리에 가까워지고 있을 때, 어떤 트럭 한 대가 정지 신호를 무시하고 내달리다가 우리 차를 받았다. 차의 뒤 좌석 옆 부분을 무서운 속도로 받았는데, 바로 그 좌석엔 여섯 살 난 내 사랑스러운 아들 요셉이 시트 벨트를 맨 채 앉아 있었다. 우리 차는 한 바퀴 빙 돌아 길 맞은편 공중전화 부스에 부딪쳤다. 차는 처참하게 찌그러지고 말았다. 우습게도 열일곱 살의 트럭 운전사는 상처 하나 입지 않고 차에서 걸어 나왔다. 미카와 제시는 배와 온몸에 상처를 입었고, 나는 거의 다치지 않았다. 그러나 요셉은 피투성이었고 이미 의식을 잃은 상태였다.

나는 오로지 요셉을 차에서 꺼내야 한다는 생각뿐이었다. 하지만 차문이 찌그러졌기 때문에 문이 열리지 않았다. 나는 요셉의 축 처진 몸을 부서진 유리 창 틈으로 겨우 끄집어냈다. 그러고는 아이를 풀밭에 눕히고 숨을 쉬고 있는지를 확인했다. 다행히도 그는 숨을 쉬고 있었다. 누군가가 구급차를 불러주었다. 인근 병원에 도착했을 때 이미 요셉은 생사를 오락가락 하고 있었고, 곧바로 보스턴에 있는 어느 큰 병원으로 옮겨졌다. 그리고 그날 밤 그곳에서 7시간에 걸친 대수술을 받았다.

뇌에 큰 손상을 입은 사람이라면 생존 가능성은 매우 낮아진다. 그리고 단약 살아난다 해도 식물인간이 되거나 바보가 될 가능성이 매우 높다. 나는 요셉의 수술이 끝난 직후 담당의사에게서 위와 같은 설명을 들었다. 일류라고 자부하는 그 신경외과 의사는 내게 요셉의 뇌가 큰 충격을 받았기 때문에 살아날 가능성이 없다고, 설사 깨어난다 해도 평생 식물인간으로 지내야 할 것이라고 말했다. 그러나 나는 믿지 않았다. 나는 요셉이 스스로 완전히 회복될 것이라고 확신하는 걸 느꼈다.

사고가 난 지 3일이 지나도록 요셉은 계속 혼수상태였다. 상태는 점점 악화되었고, 의사들은 그가 그날 밤을 넘기지 못할지도 모르겠다고 말했다. 내가 나머지 아이들과 집에 머무는 동안 남편과 10명의 남자들이 병원에 모여 요셉의 침대 곁에서 기도를 올렸다. 나는 한밤중에 불현듯 잠에서 깼다. 그때 마침 저 멀리서 기차가 지나가는 소리가 들렸다. 나는 건널목을 상상했다. 요셉은 그 건널목에 있는 것이다. 그는 일곱 살 난 소년이 아니라 생사를 선택하는 정신적 존재로서 삶과 죽음 중 무엇을 선택할지 고민하고 있었다. 나는 그 사실을 마음속 깊이 확신했다. 요셉이 죽으면, 나는 한 사람의 어머니로서 그 충격을 감당하지 못하고 미쳐 날뛸 것이다. 그러나 나는 이미 알고 있었다. 그 일은 나의 능력 밖이라는 것을. 그날 밤 나는 아들의 영혼을 아주 가까이에서 느꼈다. 나는 그의 영혼에게 속삭였다. '요셉, 네가 만약 눈을 뜬다면, 그래서 내 곁에 있는다면 내 모든 걸 네게 바치겠다. 그러나 만약 네가 떠나기로 결정했다면 나 또한 기꺼이 널 보내주겠다.' 그의 영혼이 자유롭게 선택할 수 있도록 해주었다. 나중에 내 남편 역시 나와 똑같은 말을 아들에게 전했노라고 고백했다.

요셉은 그날 밤을 무사히 넘겼다. 그러나 여전히 의사들은 우리에게 최악의 경우에 대비하라고 말했다. 그 후 내가 집에서 딸아이를 돌보고 있을 때 갑자기 요셉의 영혼이 나를 찾아왔다는 강한 확신이 들기 시작했다. "엄마, 집에 갈래요." 나는 분명히 그의 목소리를 들었다. 나는 확인해봐야만 했다. 나는 요셉에게 네가 건강해질 수만 있다면 무슨 일이든지 하겠다고 말했다. 나는 그렇게 내 아들에게 약속했다. 그때 나는 요셉에게 강력한 정신력이 있다고 확신했다. 물론 지금도 그렇게 생각하고 있다. "엄마, 집에 갈래요"라는 그의 말은 그가 아직 이승을 떠날 수 없다는 것을 보여주는 것이었다. 내가 내 아들에게 두 조건적인 지원을 약속했던 것은, 그가 자라서 훌륭한 인물이 될 거라는 확신이 들어서가 아니었다. 그저 그의 어머니로서 그리고 정신적인 동반자르서 그 앞에 놓여질 어떤 난관에도 항상 그의 편에 서겠다는 약속이었다. 누구나 이해할 것이다. 한 번의 사고는 한순간의 위기가 아니다. 그것은 충돌의 연속이다. 요셉의 회복, 그리고 우리 가족의 회복은 평생 걸릴 일이었다.

즉은 것이나 다름없다고, 기껏 눈을 떠봤자 식물인간 상태라고 여겨지던 무기력한 몸을 대할 때는 엄청난 용기와 신념과 헌신이 필요하다. 요셉의 모든 기능이 회복되도록 돕기 위해 나는 내가 지닌 모든 능력을 동원해야 했다. 이 때문에 때로는 의사가 제안했던 것과는 아주 다른 길을 가기도 했다. 내가 그때 사용했던 방법들은 지금은 많이 알려졌지만 1980년대에는 생소하기 그지없는 것들이었다.

요셉은 한 달간 혼수상태에 있었다. 그 기간 중 남편과 나는 매일 하루에 12시간씩 요셉이 의식을 되찾도록 그에게 자극을 주었다. 비록 요셉의 의식은 돌아오지 않은 상태였지만, 우리는 그에게 책을 읽어주고 이야기를 건넸다. 나는 그의 발을 약초로 문질러주었는데, 오직 그 부분만이 그의 몸에서 맨 살을 볼 수 있는 부분이었다. 그의 병실은 항상 조용했다. 나는 아무도 라디오나 TV를 켜지 못하도록 했으며, 오직 치료음악만을 틀도록 했다.

그의 면전에서는 의사고 간호사고 그의 상태에 대해 언급하지 못하도록 했다. 우리는 그 점에 대해 매우 완고했다. 병원 관계자들은 그의 몸이 기능을 회복할 수 있는 가능성은 거의 없다고 말했다. 그러나 우리는 그 의견을 무시했다. 인간은 다른 사람의 견해, 특히 전문가들의 견해에 영향을 받게 마련이며, 내 아들이 처했던 상황처럼 중대한 상황에서는 더욱 그렇다. 만약 요셉이 의사들의 고정관념을 끊임없이 접했다면 실제로 식물인간이 되고 말았을 것이다. 우리는 그것을 원하지 않았다. 그의 영혼이 그러한 생각에 집착하는 것을 원치 않았다.

요셉은 이미 우리에게 온전하고 생기 넘치는 영혼과 몸을 지니고 돌아오겠다고 약속했다. 우리는 그것을 믿었다. 치료 여행이 그를 한층 더 강한 사람, 정신적으로 더욱 충만한 사람으로 만들어주리라고 우리는 믿었다.

그가 혼수상태에 있는 동안에도 나는 그와 끊임없이 대화했다. 새로운 치료가 필요할 때면 나는 그것에 대해 그에게 간략하게 설명했고, 그의 영혼이 그것을 선택할 수 있도록 했다. 그러자 그의 상태는 더 좋아졌다. 예를 들어, 언젠가 의사들은 그의 의식불명 상태가 장기간 계속되면 또 다른 병에 감염될 수도 있다고 하면서, 그의 목에 관을 꽂으려고 했다. 그래서 나는 요셉에게 두 가지 것 중 하나를 선택할 수 있다고 말해주었다. 혼수상태에서 깨어나든지 기관 절개술을 받든지 말이다. 그런데 놀랍게도 바로 그 다음 날 그는 의식을 되찾고 있다는 첫번째 징후를 보여주었다. 오늘날까지 요셉과 나는 신기할 정도로 교감이 잘된다. 몇 년 전 그가 네팔에 있는 산을 오를 때도 이상하게 나는 언제 그가 집에 전화할 것인지를 알 수 있었다. 그럴 때마다 난 꼭 집에 있었고 그때마다 그는 전화를 걸었다.

아이들이 걷고 뛰기 위해서 한 발짝 한 발짝 내딛는 것을 본 적이 있는가? 불안하고 느리고 흐느적거리는 그 발걸음을 본 적이 있는가? 요셉이 의식을 되찾았을 때 그는 마치 유아 같았다. 그는 말하고 걷거나 심지어는 머리를 들지도 못했다. 그는 휠체어에 담긴, 툭 치면 쓰러지는 하나의 몸일 뿐이었다. 질식할지도 모른다는 간호사의 두려움에도 불구하고, 나는 그가 혈관 영양 주사를 맞을 때부터 음식을 먹이기 시작했다. 아들에 대해서는 누구보다도 내가 잘 알고 있었다. 그는 먹기를 좋아한다. 그랬더니 경이로운 일이 일어났다. 질식하기는커녕 그는 미친 듯이 음식을 탐했다! 점안기를 이용해서 녹차와 신선한 당근 주스를 마시게 했다. 적은 양의 주스를 마시게 하는 데도 몇 시간이 걸렸다. 하지만 그 이후로 그의 의식은 더욱 명료해졌고, 몸에 생기가 돌기 시작했다.

그가 일단 음식물을 삼키게 되자 나는 당근 주스, 수프, 요구르트와 내가 만든 오트밀을 티스푼으로 그에게 먹여주었다. 이런 음식물은 그의 혈관으로 들어가는 화학 영양소보다 더 필요한 것들이었고, 그에게 삶에 대한 의지를 불어넣어주는 것이기도 했다. 의학이 달성한 성공과 과학적 발전에도 불구하고, 환자에게 영양분을 공급하는 일에 있어서는 병원은 아직도 암흑기에 있다. 건강한 사람들에게도 신체적 불균형을 일으키는 정제된 설탕, 고도로 정제된 밀가루 제품, 가공 식품과 비타민을 뺀 농산물 등 생명이 없는 음식물을 환자들에게 먹이고도 어떻게 병이 치료되기를 바라는가?

영양분, 치료, 정신적 성장에 관해서 내가 이전에 배웠던 모든 것들은 바로 내 아들을 위한 것이기도 했다. 나는 내 아들로부터 인간이 몸과 감정과 이성과 정신을 어떻게 치료하는지 똑똑히 배웠다. 요셉은 기계에 의지해 오랫동안, 필요하다면 평생 동안 삶의 한 자락을 잡고 있을 수도 있었다. 그러나 육신은 생기를 일으키는 정신력이 없으면 단순한 껍질에 불과하다. 정신은 호흡과 밀접한 관계를 맺고 있다. 실은, '정신 *spirit*' 이라는 단어도 라틴어 'spiritus' 에서 유래했는데, 이것은 '호흡' 이라는 뜻이다. 요셉이 정신을 구체적으로 표현하려면, 그는 말 그대로 호흡을 하고 스스로 활동할 수 있을 만큼 그의 몸을 강하게 할 필요가 있었다.

지금 요셉은 신체적으로 건강하고, 영민하고, 모험을 즐기는 재능 있는 대학생이다. 동이 트자마자 침대에서 일어나 2~4km를 수영하는 그런 사람이다. 남을 돕기 좋아하고, 다른 나라의 문화를 알고 싶어 하며, 여행과 요리하기를 즐긴다. 그의 기적 같은 회복을 내가 어떻게 설명할 수 있을까? 그가 이렇게 온전히 회복할 수 있었던 것은 병원에서의 치료와 회복에 대한 그의 강렬한 의지 때문이었다. 그런 의지가 있었기에 몇 주, 몇 달, 몇 년 동안 나는 그를 위해 헌신할 수 있었다. 내 말을 오해하지 않길 바란다. 당근 주스 몇 잔이 그를 회복시킨 게 아니다. 궁극적으로 요셉 스스로가 자신을 회복시켰다. 나는 다만 그의 육신이 다시 균형을 되찾을 수 있도록 자연적인 능력을 지탱해주는 음식물, 즉 생명 유지에 효력이 있는 음식물과 무조건적인 사랑, 그가 회복되어 건강해질 거라는 절대적인 믿음을 주었을 뿐이다.

요셉이 치명적인 상처와 한 달간에 걸친 혼수상태를 벗어날 수 있었다는 사실은 우리에게 몸이 지니고 있는 놀라운 힘을 보여주었다. 다행히도, 우리 대부분은 내 아들이 겪은 일을 경험할 필요가 없다. 우리의 신체적 조건이 어떤 상태에 있든지, 우리 몸은 언제나 균형을 찾는다. 몸은 온전하기를 바란다. 평정을 유지하기 위해 미세하게 스스로를 조절할 수 있다. 몸을 보다 편안하게 느낄수록 그만큼 정신을 더 느낄 수 있고, 들을 수 있으며, 표현할 수 있다.

감사하는 마음으로 도전 받아들이기

정신은 대양처럼 광활하다. 바다가 지구상에 최초의 생명을 낳고 대륙을 만들어낸 것처럼, 우리들의 정신은 계속 성장할 수 있으며 우리 삶을 바꿀 수 있는 잠재력을 지니고 있다. 이러한 정신적 능력을 높이 사는 것은 비록 가장 용기 있는 행동은 아닐지라도 위대한 일임에는 틀림없다. 당신은 진정한 자아가 도전을 받을 때마다 항상 지지를 받게 되어 있다. 어려운 상황을 해결해줄 사람이 갑자기 나타나거나 그러한 환경이 조성되는 등 가장 위급한 시기에 예상치 못했던 지지를 받게 될 것이다. 무심결에 건넨 동료의 한 마디가 당신에게 훌륭한 조언이 되고, 낯선 사람의 혼잣말이 아이디어의 기폭제가 될 것이다. 물론 살면서 나쁜 일은 일어나게 마련이며, 선량한 사람들에게도 나쁜 일은 일어난다. 내 아들 요셉이 그랬던 것처럼 위기나 어려움을 피해 갈 수 있는 사람은 아무도 없다.

그러나 정신을 의식하면 삶이 열린다. 즉 우리 내면에 존재하는 지혜의 원천, 재능을 발전시키도록 도와주는 정신에 자아가 강하게 연결되면 삶은 더욱 풍요로워진다. 그렇더라도 궁극적으로 정신은 자아에 집착하지 않고 모든 사람을 위한 일을 한다. 당신을 위해서라기보다는 일 그 자체를 위해서 일을 한다는 말이 더 맞을 것이다. 즉 정신의 능력은 나를 위한 욕망 때문이 아니라 영감, 변화, 창의력에 대한 더 궁극적인 욕망에 의해 발휘되는 것이다. 물론 그 과정에서 자아도 이득을 얻는 건 분명하지만 말이다. 만약 몸을 태어난 상태대로 놔둔다면, 즉 유연하고, 생기 넘치고, 조화로운 몸의 상태를 유지한다면 정신의 능력은 더욱 잘 발휘될 것이다.

도전은 견뎌내기 힘든 것일지라도 결국엔 삶을 더 풍부하게 만들어준다. 이혼, 죽음, 질병, 경제적 어려움 등 삶에서 마주칠 수 있는 고통과 과제들은 인격과 정신적 성장을 위한 보석과 같다. 나 역시 내 아들에게 그런 엄청난 사고가 일어나리라고는 전혀 예상치 못했다. 그러나 예상했었더라도 달라질 게 있었을까? 만약 내가 아들의 회복을 100% 확신하지 않았다면 그 아이는 식물인간이 되고 말았을까? 그 사건이 일어나지 않았다면 오늘날 내가 전파하고 있는 치료와 변화의 개념에 대해 그토록 깊은 통찰을 얻을 수 있었을까? 요셉의 사고는 우리 가족 모두를 크게 변화시켰다. 우리는 그 사건을 통해 삶은 낭비해서는 안 될 귀중한 선물이라는 것을 깨달았다.

정신적 삶이 특정한 방향을 지향한다고 생각하는 것은 잘못이다. 정신적인 삶을, 기적과 같은 삶, 항상 행복으로 충만한 삶이라고 생각하는가? 그것은 환상이다. 정신적인 삶은 일상적인 삶속에서 발현된다. 그리고 우리는 스스로에게 영양분을 공급함으로써 그것을 이룩할 수 있다. 물론 정신적인 삶과 일상적인 삶을 통합하는 것은 조금은 무서운 일이다. 이것은 결혼이 장기적인 약속이기 때문에 두려운 것과 같다. 그러나 정신은 이런 약속이 지켜지기 전까지는 그 모습을 완전히

드러내지 않는다. 정신적인 성장을 다짐하는 것은, 이 세상에 혼자만 있는 것은 아니며 자신만이 삶의 원동력은 아니라는 점을 인정하는 것이다. 정신에 엔진을 달아주려면 우리는 영혼의 메시지를 받아들여야 한다. 처음에 우리는 자신의 성장을 위해서 양분을 섭취하겠지만, 우리의 궁극적인 목적은 이 세상을 치료하는 것이다.

하루하루가 신성하다

얼마 전 운전을 하고 가면서 '내셔널 퍼블릭 토크쇼' 방송을 들은 적이 있다. 데스몬드 투투 *Desmond Tutu* 주교와의 인터뷰가 생방송으로 진행되고 있었다. 사람들은 전화를 걸어 주교에게 선한 인간의 조건에 대한 그의 의견을 물었다. 그때는 9·11 테러가 일어난 지 약 6개월이 지난 시점이었다. 따라서 선한 인간이라는 주제는 매우 민감한 것이었다. 이에 대해 투투 주교는 다음과 같이 자신의 생각을 말했다. "세상은 신성한 것을 찾고 있습니다. 그래서 우리는 성스러운 사람, 신앙심이 깊은 사람, 인정 많고, 자신을 통해서 하나님의 모습을 보여주는 사람들이 많아지도록 노력해야 합니다."

깊은 신앙심과 기도하는 마음, 인정으로 성스러운 사업을 구현한다는 얘기가 너무 어렵게 느껴질지도 모르겠다. 그 일은 분명 마음 약한 사람은 할 수 없는 일이다. 수세기 동안 세계 곳곳에서 이 역할을 수행한 건 성직자들이었다. 그러나 투투 주교는 성스러움이야말로 우리 일상에서 발현돼야 한다고 말하고 있다. 일찍이 세상의 모든 종교들은 어떤 특정한 한 곳을 기점으로 성스러움이 발현되기를 바랐지만 말이다. 사실 나는 투투 주교의 말을 좀더 강력한 말로 표현하고 싶었다. 오늘날 사람들은 뭔가 의미 있는 것을 성취하려고 필사적으로 노력한다. 풍요로운 내면의 삶을 열망하고, 자신과 다른 이들과 신과 교류하기를 갈망한다. 투투 주교의 말처럼, 우리는 스스로는 물론 다른 사람들에게서도 '영적 순결'을 찾고 있는 것이다.

인류애를 가장 광범위하게 나타내면 그것은 곧 정신적인 의식이 된다. 삶의 질, 세상 사람들의 행복과 지구의 건강은 우리 능력에 달려 있다. 영혼을 정기적으로 어루만지고 정신적 활동을 만족시킬 수 있는 능력에 말이다. 이제까지 우리는 이성적인 부분을 개발하는 데 힘써왔다. 그러니 이제는 정신을 개발하고, 삶을 보다 심오하게 관조할 때다. 이러한 욕구를 어떻게 고무시킬 것인가? 우리는 운이 좋다. 수도자 같은 생활을 할 필요도, 정신적 성취를 이루기 위해 성자가 될 필요도 없다. 오늘날 우리 앞에는 수많은 길이 놓여 있다. 기도하는 생활, 명상, 요가, 자각 훈련, 자연 속에 머물기, 봉사 활동 등 우리가 선택할 수 있는 길은 너무도 많다. 이 중에서 당신의 정신을 키워주는 게 있으면 굳건하게 그 길을 선택하라. 그렇게 하는 것이야말로 자신을 위해 순수한 영양분을 공급하는 것이다.

'육체가 곧 사원'이라는 말을 들어본 적이 있는가? 그렇다, 그건 사실이다. 현재 우리를 둘러싼 문화는 물질의 외면에만 집착하기 때문에 우리 역시 육체를 의복을 위한 옷걸이 정도로 생각하고 있을지 모른다. 그러나 육체는 신성한 것이다. 정신은 육체를 떠나 존재할 수 없다. 적어도 우리가 이 지구상에 살아 있는 동안에는 그렇다. 정신도 집을

필요로 하며, 육체는 바로 그 집이다. 정신을 발달시키는 한 가지 방법
은 바로 경건하고 애정이 듬뿍 담긴 마음으로 육체에 충분한 영양을 공
급해주는 것이다. 이렇게 하면 우리 같은 보통 사람들도 일상 속에서
정신의 능력을 발휘할 수 있다.

매일매일 영양분을
섭취하는 기쁨

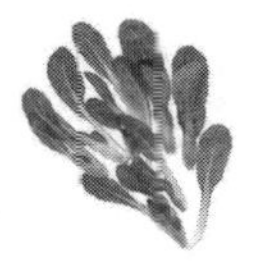

생명을 약동하게 하는 필수 식품들
활력이 넘치는 일상을 위해
정화, 한없이 가뿐한 나를 만난다

생명을 약동하게 하는 필·수· 식품들

먹는 것은 신성하다. 이 말을 좀더 우아하게 표현하자면 다음과 같이 말할 수 있다. 음식은 항상 마음을 정화시켜주고, 아이들을 교육시켜주며, 손님에게 기쁨을 안겨준다. 우리는 계란, 사과, 스튜를 바라본다. 이러한 음식들은 풍요, 자손의 번성을 가져다준다. 무수히 많은 곡물의 종자가 쌀이나 밀가루가 된다.
땅에 있는 파스닙은 살아 있는 재료로서 흙, 공기, 물을 이용해 스스로 설탕과 향미료를 만든다. 고기를 먹을 때 우리는 예민한 귀와 귀여운 두 눈을 가진, 튼튼한 발과 무섭게 뛰는 커다란 심장을 가진 생명을, 활력과 경쾌함을 먹고 있는 것이다. 우리 자신을 속이지 말자.
● 게리 스나이더, 《야성의 삶》 중에서

우리 집에서는 가족들이 모두 모여야 저녁 식사가 시작된다. 나는 아이들이 아주 어렸을 때부터 그들과 함께 식사를 준비했다. 통조림을 따는 것에서부터 감자를 씻고 냄비를 젓고 반죽을 빚는 것, 식탁을 차리는 것에 이르기까지 가족 모두가 식사 준비에 참여한다. 식탁에 앉는 것은 우리 가족에게 무척 특별한 의식이다. 어떤 일이 생겨도 이 만찬은 계속될 것이다. 그것은 가족들이 함께 모이는 기회다. 식사가 시작되기 전에 우리 가족은 서로의 손을 잡고, 누군가가 음식에 축복을 내리는 것을 듣거나 각자 조용히 음식에 대한 기도를 올린다. 그 시간이 끝나야지 비로소 식사를 한다.

두부, 생선, 쌀밥. 신선한 샐러드는 우리 정원에서 재배한 각종 채소와 식용 꽃들로 만든다. 또한 집에서 약 1.5km 떨어진 곳에 우리가 운영하는 유기농장이 있는데 그곳에서 가져온 부추, 꽃양배추, 당근, 콩, 감자 등을 이용해 다양한 요리를 만든다. 부엌에서의 경험은 생명력을 머금은 음식과 함께 시작해서 그것을 먹는 것으로 끝난다. 정원에서 채소를 따고, 농산물 시장에서 싱싱한 식품을 구입해서 요리하는 일을 통해 우리는 음식물과 교류한다. 맛있고도 아름다운 음식들을 보고 음미하는 경험은 정말 즐겁다.

음식물은 모든 생명의 원천에서 직접 나온 것이다. 우리는 먹을 것을 구하고 재배하고 생산하고 섭취하지만 식물과 동물을 포함한 모든 형태의 삶은 신이 내린 선물이다. 그래서 우리는 무엇인가를 입안에 넣을 때마다 신과 교류할 기회를 얻게 되는 것이다. 이런 식으로 음식물은 우리 육체를 지탱해줄 뿐 아니라, 정신적 발전을 일으킬 수 있다. 신체적, 정신적 행복을 느끼고 그것들의 발전을 지원하기 위해서는, 가능하면 지역 농산물을 먹는 게 좋다. 제철 식품, 가공되지 않았거나 화학처리가 되지 않은 식품들은 생명을 유지하는 데 꼭 필요한 것들이다. 이런 음식들을 먹어야 자연적인 본능을 회복할 수 있다.

음식물을 먹을 때 우리는 그것이 지닌 기본적인 영양소 외에, 재배와 수확방식, 저장, 운송방식, 요리방식에 따른 에너지도 함께 섭취하고 있는 셈이다. 음식을 요리하는 사람의 태도도 음식의 질에 영향을 미친다. 가공하지 않은 곡물과 막 잡은 생선은 본래의 완전함을 지니고 있기 때문에 그것들은 생명을 유지하는 데 큰 도움을 준다. 그들의 생명력은 생동적이어서 우리들에게 태양, 비, 바람, 흙 등 자연 요소의 직접적인 에너지를 전달해준다. 현대인들 대부분은 스스로 식품을 재배하거나 자연에서 좀처럼 시간을 보내지 못하기 때문에 신선하고 생생한 식품을 섭취함으로써 정기적으로 지구와 연결될 필요가 있다.

식품에서 자연적 특질을 제거해버리면 이러한 요소들은 다 사라져버린다. 물론 식품에 들어 있는 영양소는 똑같을 것이다. 하지만 식품의 생명력은 사라지게 된다. 오븐에 구운 감자와 감자 칩의 맛이 왜 다른가? 기본적인 영양분 함량은 똑같다. 둘 다 그저 감자일 뿐이다. 그러나 수많은 공장근로자들의 손에 의해서 잘라지고 절여지고 튀겨진 감자 칩은 생명력의 태반을 상실해버린다. 반면 오븐에서 구운 신선한 감자는 아직도 감자다운 맛을 지니고 있다. 놀랄 만큼 따뜻하고 흙냄새가 나는, 한 입 먹을 때마다 땅에 뿌리를 박고 있다는 느낌이 온몸을 휘감는 진짜 감자의 맛. 오븐을 이용해 감자를 굽는 일은 매우 간단한 길이지만, 스스로 음식을 조리했다는 만족감은 예상 외로 크다. 생명이 없는 식품은 몸과 정신을 둔하게 한다. 그러나 생명력을 머금은 식품은 에너지를 공급해주고 몸과 정신을 일깨워 정열, 창의력과 삶의 의미를 깨닫게 한다.

생명 유지에 필요한 음식을 섭취한다고 해서 감자 칩을 한 번도 입에 대지 않거나(물론 그러면 좋겠지만) 생채소만 먹어야 하는 것은 아니다. 그러나 정기적으로는 생명 유지에 필요한 식품을 꼭 먹어야 한다. 예를 들어, 일주일분의 요구르트를 살 때도 유기농 요구르트를 사는 게 더 좋다는 소리다. 물론 요즘 같은 때에는 항상 유기농 식품을 먹거나 제철 식품을 먹기란 쉽지 않다. 그러면 어떻게 해야 할까? 우리는 선택할 수 있다. 어떤 음식을 먹을지 선택할 수 있다는 말이다. 시장에서 채소를 고르거나 하다못해 자판기에서 음료수를 고를 때도 자신에게 어울리는 것을 선택할 수 있다. 이런 이유 때문에 음식에 대한 지식을 쌓는 게 더욱 더 중요해진 것이다.

일단 식료품을 구입하기 전에 얼른 성분표시 부분을 읽어보라. 자잘한 글씨로 인쇄된 그 부분을 읽어보면 새롭게 알게 된 사실에 놀랄 것이다. 예를 들어, 사람들은 트로피카나 사과 주스를 건강에 좋은 100% 사과즙이라고 알고 있다. 그러나 상표를 읽어보면 그 주스는 독일, 오스트리아, 이탈리아, 헝가리, 칠레, 터키, 중국과 미국 등 4개 대륙 10개 국가에서 생산된 사과를 원료로 하고 있다는 걸 알게 된다. 사과를 운송하는 데 걸리는 시간은 차치하고라도, 각 나라의 기후, 재배 계절, 품질 기준이 모두 다르다는 점을 감안하면 이 주스의 재료가 생각만큼 건강에 좋은 것은 아닐 거라는 결론에 도달하게 된다. 이처럼 돈을 주고 사는 식품을 현명하게 선택하려면 농산물 및 식품 생산과정에 대해 더 잘 알고 있어야 한다.

제철 식품을 먹는 지혜

추운 겨울철에 파인애플이 먹고 싶은가? 기온이 30도 이상까지 올라가는 여름에 군고구마가 먹고 싶은가? 3월에 산 국내산 사과가 알고 보니 전년 9월에 수확한 것이었다면? 분명 그 사과는 표면에 왁스를 바르고 화학처리를 한 제품일 것이다.

40년 전만 해도 사람들은 대부분 제철 음식을 먹었다. 자신의 뒤뜰이나 정원, 시장에서 제철 식품을 구입했다. 수입 농산물은 사치품이었다. 그러나 이제는 냉동 기술과 현대식 슈퍼마켓의 등장으로 세계 각 지역에서 수입한 '신선하기 그지없는' 농산물을 연중 내내 구할 수 있게 되었다. 그 때문에 우리는 강한 눈보라가 몰아칠 때도 슈퍼마켓에서 멕시크 산 감로 멜론과 플로리다 산 오렌지, 도미니카 산 아보카도를 구입할 수 있는 것이다.

슈퍼마켓에는 계절의 구분이 없다. 그곳에서는 모든 게 제철 식품

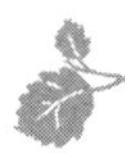

신선함을 머금은 식품들

지역에서 나는 제철 식품을 먹고 계절에 맞춰 음식을 먹음으로써 당신은 지구의 리듬과 연결될 수 있고, 계절과 조화를 이룬 상태에서 음식을 맛볼 수 있다. 가능하면, 유기 농산물이나 곡물, 놓아기른 닭이 난 달걀, 호르몬과 항생물질이 없는 고기를 구한다. 우리가 먹는 식품이 어디에서 재배됐는지, 그것을 누가 가공하고 요리했는지 등을 확실히 알아두는 게 좋다. 다음은 생명을 유지하는 데 꼭 필요한 식품들이다.

- 계절에 따른 유기농 채소와 과일
- 놓아기른 닭, 그리고 신선한 계란
- 가공되지 않은 곡물
- 씨앗과 견과
- 고품질 올리브 오일
- 호르몬과 항생 물질이 없는 육류와 낙농제품
- 갓 잡은 생선
- 두부와 콩 제품
- 정제된 음료수
- 콩과 콩류

이다. 풍부한 농산물을 언제나 구할 수 있다는 건 이제는 상식이다. 슈퍼마켓에는 열대지역 과일에서부터 원양에서 잡은 생선에 이르기까지 무엇이든 살 수 있다. 물론 이러한 슈퍼마켓을 이용하면 다양한 물건을 넘치게 살 수 있다는 이점이 있지만, 그 대신 제철 음식은 잊어버려야 한다. 나는 고객들에게 항상 묻는다. 자신이 알고 있는 제철 음식이 있냐고. 사람들의 95%는 거의 모른다고 대답한다. 정원사나 농부가 아니면, 더구나 자연에 관심이 없는 사람이라면 슈퍼마켓의 판매대에 진열되어 있는 식품들을 제철 상품으로 안다. 그러나 생각해보라. 거의 모든 식품이 슈퍼마켓의 판매대에 진열되어 있지 않는가! 만약 우리가 어느 계절에 무슨 채소가 자라며 그것이 우리에게 어떤 영향을 미치는지 모른다면, 그 근본적인 땅의 지혜를 학습하지 않는다면 무엇을 먹어야 할지 혼란스러울 수밖에 없다. 그것은 마치 창 없는 방에서 지내는 것과 같다. 낮인지 밤인지, 지금이 잘 때인지 일어날 때인지 알 수 없게 된다.

계절에 따라 음식을 먹으면, 지구의 환경과 기후, 계절 등 자연의 생명주기를 알게 된다. 식물들은 그들만의 지혜를 가지고 있는데, 즉 조건이 맞아야 성장하고 그 풍토 안에 있는 사람들을 온전하게 지탱시켜줄 영양소를 가지고 있다. 그래서 덥거나 따뜻한 기후에서 자란 음식물은 대체로 몸을 식혀주는 효과가 있고, 서늘한 풍토에서 자란 음식물은 몸을 덥게 하는 효과가 있다. 예를 들어, 참외, 옥수수, 오이와 토마토는 더운 여름에 자라는데, 이들은 수분을 많이 함유하고 있으며 빨리 소화되고 몸을 서늘하게 하는 효과가 있다. 서늘한 달에는 감자, 노랑순무, 콜리플라워, 서양호박등 전분을 함유한 채소가 자란다. 이런 채소에는 탄수화물이 많이 함유되어 있어서 천천히 소화되고 그 때문에 체내에 열이 더 오래 남아 있게 된다.

　계절과 음식물, 우리 몸 사이의 이런 관계를 보다 자세히 알아보자. 추운 겨울에 왜 살이 더 찌는지 알고 있는가? 그 이유는 이렇다. 대체로 춥고 햇볕이 덜 나는 달에는 육체적인 활동이 줄어들고 냉기를 차단하기 위해 본능적으로 지방과 전분이 많은 음식물을 섭취하기 때문이다. 11월 초부터 사람들은 본능적으로 구운 식품, 육류제품과 정제된 탄수화물을 많이 섭취한다. 날씨가 따뜻해지면, 우리 몸은 더 이상 체내에 열을 가지고 있을 필요가 없기 때문에 첫 봄에 나는 채소들은 모두 몸을 정화해주는 성질을 지니고 있다. 파, 소렐, 시금치, 씀바귀, 케일, 크레송 같은 봄 나물들은 맛이 씁쓸한데, 바로 이 씁쓸한 맛이 간의 기능을 증진시켜 겨울 동안 축적되었던 여분의 지방을 분해해서 없애준다. 그래서 우리 몸은 앞으로 다가올 따뜻한 계절에 대비해서 보다 가벼워지고 신선해지는 것이다.

　계절에 맞지 않는 음식을 섭취하면 어떤 일이 생기는가? 예를 들어 1월에 참외를 먹는다고 해보자. 과일은 언제나 건강에 좋은 것이라고 믿고 있을 테지만, 참외를 먹기 전에 다시 한 번 그것의 재배환경을 떠올려보라. 참외는 아주 더운 기후에서 자라는 과일이다. 참외를 8월에 먹는다면 그것은 좋다. 그러나 1월에 시장에 나온 참외는 열대국가에서 수입했을 가능성이 매우 높다. 참외는 90일 동안 강렬한 햇볕을 받고 자라는 과일이므로 그 안에는 열대지방의 정수가 가득 담겨 있을 것이다.

　참외에는 특히 인체를 서늘하게 하는 효과가 있는데, 그 효과는 더운 지방에서 필요한 것이다. 그 참외를 1월에 먹는다면? 1월은 날씨가 몹시 추워 너도 나도 긴 내의를 입고 두꺼운 겉옷을 껴입는 계절이다. 따라서 1월에 참외를 먹는다면 그것은 즉각 체내에 불균형을 불러일으킬 것이다. 물론 한 조각 정도 먹는다면 별 탈은 없을 것이다. 이따금씩 그것도 몇 조각 정도만 먹으면 몸은 거뜬히 참외를 소화해낼 수 있다. 그러나 자주 먹으면 무기력, 면역 저하, 과체중과 소화불량 등 여러 가지 불균형 상태에 빠질 수밖에 없다.

우리나라 땅에서 어떤 식품이 언제 생산되는지 모르고 있다면 배워야 한다. 시장이나 식료품점에 가서 물어보자. 그러나 일단, 옆에 나와 있는 몇 가지 채소와 과일들의 수확 일정표를 참고해보자.

계절에 맞는 농산물을 고른다는 건 대개 지역에서 재배되는 것을 산다는 뜻이다. 사실 전국 어느 곳에서나 연중 신선한 지역 농산물을 구할 수는 없다. 특히 추운 계절에는 식품 선택에 신중을 기해야 한다. 선조들이었다면, 가을에 추수한 곡물은 선선한 지하 창고에 보관하고, 채소와 과일은 소금에 절이거나 말려 저장했을 것이다. 그렇다고 지금 당장 선조들을 본받아 슈퍼마켓에서 장보는 것을 그만두자는 말은 아니다. 단지 그들의 생활을 살펴보면 추운 계절에도 좋은 식품을 고를 수 있는 지혜를 얻을 수 있다는 말이다. 사실 무엇보다도 좋은 것은 자신이 사는 지역에서 생산된 제품들을 기후, 계절에 맞춰 섭취하는 것이지만 말이다.

[수확 일정표 : 과일]

	3월	4월	5월	6월	7월	8월	9월	10월	11월	12월	1월
딸기	●	●									
수박			●	●	●						
복숭아					●	●					
배						●	●				
포도						●	●				
사과								●			
감								●	●	●	●
귤									●	●	

[수확 일정표 : 채소]

	3월	4월	5월	6월	7월	8월	9월	10월	11월	12월	1월
시금치			●						●		
무									●		
배추									●		
완두콩					●	●	●				
케일					●	●	●	●			
단호박				●	●	●					
청경채				●	●						
양배츠						●	●				
강낭콩				●	●	●	●	●			
피망				●	●	●					
상추			●	●	●	●	●	●			
셀러티					●	●	●	●			
옥수수					●	●	●	●			
가지						●	●	●			

	3월	4월	5월	6월	7월	8월	9월	10월	11월	12월	1월
당근									●		
고구마						●	●	●			
감자									●		
아욱				●	●			●			
방울 토마토				●	●	●	●				
부추		●	●	●	●	●	●	●	●		
쑥갓				●	●	●					

무공해 식품을 먹는 지혜

먹는다는 것은 지극히 개인적인 경험이다. 올리브 오일을 발라 살짝 튀긴 근대나 신선한 즙이 가득 담긴 귤은 몸속으로 들어가면 피가 되고 살이 된다. 이렇게 음식은 우리들의 안녕(安寧)에 큰 영향을 미치기 때문에 우리는 부주의하게 삼켜버릴지 모를 내용물, 즉 화학물질이나 호르몬은 말할 것도 없고, 그 식품이 재배된 환경에도 주의를 기울일 필요가 있다.

우리가 일상적으로 먹는 식품에도 농약, 성장 호르몬 등이 들어 있을 수 있다. 접시에 담긴 샐러드, 숯불에 구운 닭, 옥수수 샐러드, 한 잔의 우유에도 이런 물질이 함유되어 있을 수 있다. 슬프게도 오늘날 시장에 출시되는 대부분의 식품들은 보다 저렴한 생산비용으로 더 많은 이윤을 얻기 위해 화학약품 처리를 했거나 개량된 것들이다. 대량으로 식품을 공급할 수 있는 유일한 방법은 화학처리에 의존하는 것뿐이다.

동물과 토양에서 더욱 많은 것들을 뽑아내기 위해 우리는 자연의 리듬과 스품의 생명력을 죽이고 있다.

땅이 자연적으로 생산할 수 있는 것보다 더 많은 것을 뽑아내려면, 자연히 화학약품을 사용할 수밖에 없다. 토양 속에 축적된 화학물결, 과일과 채소에 함유된 농약, 오염된 농산물로 만든 제품, 낙농제품과 육류에 함유된 호르몬 및 항생제들은 모두 독극물이다. 그러한 것들은 토양 공기, 수자원, 생태계에 다양한 문제를 일으킨다. 자연적 리듬에 반한 식품을 섭취하면 체내에도 과잉물이 쌓인다. 또한 유독성의 화학물질을 섭취하면, 여러 가지 형태의 장애, 면역체계의 혼란과 건강상의 문제가 야기된다. 우리의 육체와 정신은 민감하기 때문에 어떤 한 부분의 긴장이 고조되면 자연히 이에 영향을 받을 수밖에 없다.

우리는 식품을 고를 때 그것이 화학약품을 사용한 제품인지, 그 제품을 만든 회사가 땅과 동물들을 어떤 식으로 다루었는지, 그것들에 어느 정도 압박을 가했는지 알아볼 필요가 있다. 지금 우리가 어떤 식으로 생산량을 높이고 있는지 한번 살펴보라. 땅과 동물에 압박을 가하고, 화학비료를 계속 살포하고, 동물들을 신선한 공기가 부족한 좁은 우리에 집어넣고 있다.

잠시 숨을 돌리고, 스트레스가 우리에게 어떤 영향을 미치는지 생각해보자. 스트레스는 위장병에서 임신장애, 편두통, 심장병에 이르기까지 많은 육체적 질병의 원인이 된다. 할 일은 많고 시간은 촉박한데 기한에 맞춰 작품을 완성하라든지 연주하라는 압력을 받으면 기분이 어떨까? 모두 잘 알고 있을 것이다. 정신없이 휘몰아치는 업무의 소용돌이 속에서 당분간은 참을 수 있겠지만, 결국에는 녹초가 되고 만다 몸이 녹초가 된다는 것은 몸, 이성, 정신, 자아가 "제발 좀 쉬자"고 말하고 있는 것이다. 그러나 불행하게도, 동물과 토양에게는 그런 자유가 없다. 사람들은 그들의 음성을 듣지 못한 채 계속 그들에게 생산의 압박을 가한다. 그래서 또 하나의 순환이 시작되는 것이다. 인간이 스트레스를 받으면, 자연도 계속 스트레스를 받게 되고, 결국 인간은 자연이 내놓은 스트레스의 산물을 섭취하게 되고, 그 때문에 인간은 더욱 많은 스트레스를 받게 된다.

이런 상황이 너무 암울하게 느껴지는가? 하지만 우리에게는 선택권이 있다. 이런 순환을 중단시킬 수 있는 힘이 있다. 영양분을 섭취하려고 노력하면서 그러한 양분을 함유한 음식물이 어떻게 재배되는지 알고 있다면, 음식을 합리적으로 선택할 수 있고, 그러한 식품의 재배에 경제적으로 도움을 줄 수도 있다. 즉 현대에 영양가가 많은 음식을 먹으려면 똑똑한 소비자가 돼야 한다. 우리는 자동차, 컴퓨터, 전자제품, 카메라, 스포츠 용구를 쇼핑하는 데 많은 시간을 보낸다. 나는 아들 마이크가 스테레오 기기를 사고 싶어 할 때, 많은 시간을 들여 최신 기술을 검토하고, 잡지를 읽고, 최고의 품질을 가장 싼값에 사기 위해 인터넷을 검색한다. 전자제품이나 가구를 살 때 그처럼 현명한 소비자가 될 수 있는데, 음식에 대해서 그러지 못할 이유가 무엇인가?

식품을 생산하기 위해 지구를 오염시켜서는 안 된다. 매일 음식을 섭취하는 기본적인 활동을 통해 화학물질을 먹어서도 안 된다. 화학물질을 사용하는 게 일반화됐다고 하더라도, 우리는 토양에 대한 경외감, 동물에 대한 존경심, 건강에 대한 배려심을 토대로 재배된 음식물을 먹을 수 있다. 자연 식품을 선택하면 된다. 자연 식품이란 가능한 한 자연의 리듬에 가깝게 재배된 식품이며, 기름진 토양에서 합성비료나 유전자 조작 없이 재배된 것이다.

자연농장에서 수확한 사과와 슈퍼마켓 판매대에 놓여 있는 사과를 비교해본 적이 있는가? 슈퍼마켓에 있는 사과는 크고, 윤기가 흐르며, 껍질은 흠 없이 일정한 색을 띤다. 상자 속에 들어 있는 다른 사과도 드 두 이렇다. 이렇게 완벽한 사과니 아담을 유혹했을 만도 하다. 그러나 속지 말자. 속성상 완벽하고 흠 없는 과일은 드물다. 무공해 사과는 크기가 작고, 광택이 흐릿하고, 껍질에는 여러 가지 색깔이 미미하게 수여 있으며, 모든 사과들의 모습은 제각각 다르다. 이런 사과는 볼품없어 보이겠지만 이것이야말로 에덴 동산에 있었던 사과와 무척 비슷한 것이다.

사실 지금은 무공해로 재배한 식품을 전국 방방곡곡에서 구할 수 있다. 인터넷을 이용해 무공해 식품을 주문할 수도 있다. 무공해 채소와 과일에 대한 기준도 정해져 있다.

무공해 식품을 생산하는 농가는 영세하고 노동 집약적이기 때문에 무공해 식품의 가격이 대량 생산된 것보다 비싸기는 하다. 따라서 한 달 예산을 짜서 생활하는 사람들에게 무공해 식품은 일종의 사치품으로 느껴질 수도 있다. 그렇다면 살충제 잔류물 함량이 가장 적은 농산물을 골라서 사는 방법을 사용해볼 수 있다. 비영리 환경 연구 기관인 '환경 실무그룹' 에 따르면, 사과, 복숭아, 배, 딸기와 푸른 콩은 일반적으로 살충제를 가장 많이 함유하고 있다고 한다.

하지만 무공해 농산물을 구입하겠다는 결정 때문에 채소와 과일을 덜 먹어서는 안 된다. 모든 것에 대해 순수주의자가 될 필요는 없다. 일단 채소의 일일 섭취량과 그 종류를 늘리기만 해도 보다 양질의 영양분을 섭취할 수 있을 것이다. 똑똑한 소비자가 되면 자신에게 가장 알맞은 것을 선택할 수 있다.

그러나 무공해 가금류, 쇠고기, 낙농제품의 중요성은 아무리 강조해도 지나치지 않다. 접시에 담긴 스테이크와 언뜻 보기에 순백으로 보이는 우유는 비밀을 말해주지 않는다. 대량의 가축을 시장에 출하할 수 있을 만큼 신속하게 기르는 유일한 방법은 값싼 사료를 먹이고 항생제와 종합 에스트로겐 등 성장 호르몬을 주입하는 것뿐이다. 우유를 생산할 때도 소에게 성장 호르몬을 먹여 더 많이 우유를 생산하도록 하고, 그것 때문에 소가 병균에 감염되면 또 다시 항생제를 놓아서 병을 치료한다. 이 모든 것들이 소비자인 우리에게 전해진다.

따라서 만약 육류와 낙농제품을 먹기로 했다면, 무공해 제품을 선택하는 게 중요하다. 무공해 사료를 먹고, 어슬렁어슬렁 돌아다닐 수 있는 장소에서 자라고 성장 호르몬과 항생제 주사를 맞지 않은 동물에게서 무공해 제품이 나온다. 자연스럽게 생활하도록 허용된 동물에게서는 영양분이 듬뿍 담긴 고기가 나오는 것이다. 건강한 동물에게서 건강한 식품이 나오는 것은 당연하다. 그렇다고 지금 냉장고 안에 들어있는 음식을 모두 버리라는 말은 아니다. 영양분을 섭취한다는 것은 먹는 음식에 대해 책임을 진다는 뜻이다. 식품의 성분을 읽어보고, 그 음식이 어디서 어떻게 생산됐는지 알아보라. 그렇게 적극적으로 식품을 고르다보면 자연히 땅, 공기, 물, 노동력, 식품의 질을 높이는 데 중요한 역할을 하게 된다. 영양분이 가득한 식품을 더 많이 접하게 되는 것은 말할 필요도 없다.

내가 먹을 음식은 내가 지킨다

어제 먹었던 음식에 대해 생각해보자. 먹고 마셨던 모든 것을 머릿속에 떠올려보자. 그것이 어디서 어떻게 생산됐는지 누구의 손에 의해서 가공됐는지 어느 정도나 알고 있는가? 만약 스스로 재료를 길러서 요리를 했다면 가장 직접적으로 음식의 근원에 닿을 수 있고, 햄버거, 콜라, 튀김 등 '나쁜 음식' 들은 덜 먹게 될 것이다. 즉석 식품은 여러 나라의 농장, 목장, 도살장, 화학 실험실, 가공 공장에서 공급된 재료를 사용해 만들어진다.

카페, 식당, 패스트푸드점에서 식사를 하거나, 통조림, 냉동 식품으로 끼니를 때우면 그 식품이 어떻게 만들어졌는지에 대해서 전혀 알 수가 없다. 먹는 행위를 중요하게 여기지 않는 태도는 식품의 공급원에 대한 통제권을 포기한다는 뜻과 같다. 물론 음식을 만드는 사람이 자부심을 가지고 품질이 우수한 재료들만을 골라 요리했을 수도 있겠지만, 문제는 식품을 생산하는 사람들 대부분이 개인이 아니라는 점에 있다. 익명의 사람들이 생산라인에 서서 수상쩍은 내용물들을 만들어내고 있는 것이다.

식품 공급원에 대한 통제권을 포기하면, 그만큼 자신에게 돌아올 영양분도 줄어든다. 동물들에게서도 이런 상황을 볼 수 있다. 야생 동물은 배가 고플 때만 사냥을 하거나 풀을 뜯는다. 이에 비해 길들여진 동물들은 무의식적으로 과식을 하거나 무료함을 달래기 위해 먹는다. 갇혀 있는 동물을 제외하면, 인간을 포함한 모든 동물은 본능적으로 먹는 양과 시기를 조절할 수 있다. 식품에 대한 책임을 느끼고 식품 공급원에 대해 관심을 기울일수록, 배가 고플 때 적절한 음식을 선택하고 만족감을 주는 양을 본능적으로 알게 된다.

내 고객인 앙트완은 평생 동안 스스로 요리를 해본 적이 없다. 도시에 살고 있는 사람답게 주로 외식을 하거나 음식을 주문하거나 아내 혹은 개인 요리사가 만들어주는 음식을 먹었다. 그러던 어느 날 그는 휴가 기간 동안 직접 청소를 하기로 마음먹었다. 또한 대부분의 식당이 청결한 상태에서 음식을 만들지 않는다는 사실을 알고는 내친 김에 식사도 만들어보기로 했다. 스크램블 에그 만드는 법도 몰랐지만 65세의 이 남자는 식사를 직접 준비했다. 나는 그에게 몇 가지 기본적인 요리법들을 알려주었고, 그는 그걸 실행해보기로 결심했다.

그리고 휴가 마지막 날, 내게 전화를 걸었다. "성공했어요." 그가 말했다. "내게 진짜 필요한 게 무엇인지 알았어요. 건강하고 활기찬 삶을 살고 싶다면 다른 사람에게 나를 맡겨 놓을 수는 없지요. 스스로 자신을 돌봐야 해요." 앙트완은 식사를 스스로 준비했기 때문에 건강해졌다. 또한 그것은 그에게 스스로를 잘 돌볼 수 있다는 자신감을 불어넣어주었다.

여기, 식품 공급원에 대한 통제권을 다시 찾을 수 있는 방법이 몇 개 있다. 모든 사람이 다 음식 재료를 재배하거나 지역 농장에 정기적으로 갈 수 없지만 몇 가지 식사는 장을 봐서 스스로 준비할 수 있다. 실제로 가정에서 만든 음식에는 특별한 영양분이 들어 있다. 나는 내 자녀들에게 오븐에서 막 꺼낸 맛있는 음식을 줄 수 있을 때 언제나 큰 만족감을 느낀다. 캠벨*Cambell* 사의 'Simply Home' 수프 제품과 라구 토마토 소스는 '가정에서 만든 음식이 최고다' 는 컨셉을 차용했다. 그래서 자신들의 제품이 가정에서 요리한 음식과 같다면서 "엄마 다음으로 가장 좋다"는 광고 문구를 들이민다. 이런 제품들은 가정에서 만든 음식의 훌륭한 점을 우습게 여기고 있지만(그렇지 않다면 즉석 식품을 엄마가 만들어준 음식과 감히 비교 할 수 있었겠는가?) 실제로 누군가가 직접 만들어준 음식에는 무시할 수 없는 영양분들이 들어 있다.

감기에 걸렸다면 다음 중 어떤 죽을 먹고 싶겠는가? 통조림 속에 든 죽, 패스트푸드점에서 파는 죽, 친구가 나만을 위해서 만들어준 죽. 신선한 재료를 써서 가정에서 요리한 음식은 맛이 있을 뿐만 아니라 느낌도 좋다. 누군가가 나를 위해 음식을 만들어줬다는 것은 (설령 스스로를 위해 직접 요리를 했다고 하더라도) 그만큼 내게 관심과 애정이 있다는 소리다. 또한 정기적으로 장을 봐서 직접 먹을 음식을 마련한다면, 무엇을 언제, 얼마큼 먹어야 되는지 알게 된다. 먹는 일에 책임을 지면, 좀더 다양한 방법으로 영양분을 섭취하게 되고, 자신에게 관심을 갖게 된다. 물론 오늘날 스스로 요리하는 걸 방해하는 가장 흔한 장애물은 시간의 부족이다. 내가 고객들에게서 가장 많이 듣는 불평도 바로 그 것이다.

그러나 음식을 스스로 준비하는 게 외식을 하거나 즉석 식품을 사는 것보다 더 오랜 시간이 걸릴 거라는 건 잘못된 생각이다. 물론 여태껏 한 번도 요리를 해본 적이 없다면 처음에는 시간이 조금 걸릴 것이다. 그러나 항상 최상의 요리를 만들어야 하는 것은 아니다. 특별히 영감을 받은 독창적이고 화려한 요리가 아니라면, 나는 항상 간단하게 요리할 것을 권한다. 예를 들어, 어제 나는 너무도 바빴다. 그래서 오랜 시간을 들여 음식을 만들 여유가 없었다. 그럼에도 렌즈콩 수프를 만들었고, 감자를 구웠으며, 채소를 튀겼다. 그리고 점심에 남긴 푸성귀 샐러드를 함께 곁들여서 먹었다. 그처럼 만족스럽고 맛있으며 영양분이 많은 식사를 준비하는 데 걸린 시간은 단 30분이었다. 이러한 조리법에 관심이 있다면 이 책 뒤를 참조하길 바란다. 간단하게 맛있는 요리를 만들 수 있는 방법들이 나와 있다.

활.력.이 넘치는
일상을 위해

일하라. 계속 당신의 우물을 파라. 일을 그만둘 생각일랑 말아라.
물이 그 밑에 있느니
하루하루 실천하라. 그것에 대한 너 충성은 문에 걸린 반지니라.
계속 두드리라. 그러면 안에 있는 즐거움이 창문을 열 것이니.
누가 와 있는지 내다보라.

● 루미, '일출의 루비 *The Sunrise Ruby*' 중에서

저녁밥 먹을 시간이다. 부엌에 서서 찬장을 열었다가 닫아본다. 냉장고를 세 번째 열면서 기적이 일어나기를 바란다. 그러나 그런 행운은 일어나지 않는다. 냉장고 안에는 오래된 음식, 양념, 상자에 들어 있는 인스턴트 식품, 냉동 식품 등이 있다. 먹을 만한 건 하나도 없다. 그래서 배는 고프지만 무엇을 먹어야 할지 모른 채 그냥 부엌 한가운데 서 있다. 우리들 중 많은 사람들이 때때로 부엌에서, 식당에서, 시장에서, 완전히 당황한다. 진퇴양난의 상황에 빠진다. 당장 무엇을 먹어야 한단 말인가? 어떻게 먹어야 할지는 이미 알고 있지만 무엇을 먹어야 할지는 모른다. 나는 가끔씩 사람들에게 현재 일상적으로 먹고 있는 음식물과 꼭 먹어야 할 음식물을 모두 말해보라고 한다. 그리고 대부분의 경우

그 둘의 이름은 다르다. 사람들은 자신들이 무엇을 먹어야 한다고 생각할까? 신선한 채소, 과일, 지방질이 적은 단백질, 가공하지 않은 곡물, 설탕이 적게 든 식품을 떠올릴 것이다. 그런데 왜 사람들은 알고 있는 것을 실천하지 못하는가? 자신을 돌볼 때 왜 그런 음식을 섭취하지 않는가?

내가 기억하는 한 굉장히 오랫동안 우리는 매일 다양한 채소와 과일을 먹으라고 배웠다. 이런 학습은 직접적이고 간단하지만, 어떻게 음식을 먹을 것인가를 전체적으로 꿰뚫어보지는 못한 듯하다.

통계를 보면, 미국인들은 농무부(USDA)가 일일 권장량으로 책정한 3~5종류의 채소를 매일 섭취하는 것으로 나타났다. 그러나 조금 더 깊이 살펴보면 미국인들이 실제로 먹는 채소가 정부가 권하고 있는 채소와 얼마나 다른지 깨닫고 놀라게 될 것이다. "권장량을 섭취하고 있는 것처럼 보이지만 실제 미국인들이 매일 먹고 있는 채소는 양상추와 감자(냉동된 것, 깡통에 든 것, 아니면 감자 칩과 감자튀김), 통조림 토마토 이 3종류뿐이다. 여기에서 감자튀김을 제외하면, 그들이 하루에 먹는 채소는 3종류에도 못 미친다." 매리온 네슬 *Marion Nestle* 은 그녀의 저서 《식품 정책 : 식품 산업이 영양과 건강에 미치는 영향 *Food Politics : How the Food Industry Influences Nutrition and Health*》에서 이렇게 주장했다.

현재 과체중과 비만을 호소하는 사람들이 기하급수적으로 늘어나고 있는 것을 보면, 이제 사람들은 육체의 건강에 그다지 끌리지 않는 모양이다. 더 이상 육체적인 건강이 사람들의 태도를 변화시킬 수 있을 만큼 강력한 자극제가 되지 않는 것 같다. 그래서 건강에 대한 의식이 신체적인 것에서 몸, 마음, 감정, 정신의 모든 분야에 대한 것으로 바꿀 필요가 있는 것이다. 그래야만 우리가 먹는 음식물이 우리 신체의 모든 부분에 직접적으로 관여하고, 그럼으로써 삶의 질에 영향을 미칠 수 있다.

이 장에서는 차분하고 균형 잡힌 상태에서 활력을 유지하면서 정신적인 생명력과도 연결될 수 있게 하는 몇 가지 방법을 알아볼 것이다. 이제 더 이상 문 열린 냉장고 앞에서 당황하지 않고, 정신적인 존재로서 매 순간 꼭 필요한 것을 먹을 수 있다. 이성적인 판단에 따라 먹는 게 아니다. 그렇다고 달콤한 것을 먹고 싶은 대로 입에 쑤셔 넣는 것도 아니다. 외롭다고 먹는 것도 아니다. 아무거나 닥치는 대로 먹어서는 안 된다. 정신의 성장과 육체의 건강을 위해 필요한 것을 먹어야 한다.

내면적인 인식과 통할 수 있다는 말은 상당히 좋은 제안처럼 들린다. 그러나 이것을 어떻게 실현할 것인가? 예술가, 작곡가, 건축가, 교사, 과학자, 정원사에게는 자신에게 맞는 특별한 도구가 있다. 영양분 섭취도 마찬가지다. 이 장에서는 제대로 먹는 법을 배우는 데 사용할 수 있는 아주 실용적인 도구를 알려주려고 한다. 이 간단한 전략은 다년간에 걸친 고객과의 실무적인 작업, 여러 가지 치유법에 대한 연구를 통해 얻어진 것이다. 기본적으로 동양 의학과 철학, 자연요법, 약초 의학을 통합해 바쁜 생활 속에서도 간단하게 실천할 수 있게 했다.

여기서 제안하는 방법을 실험해보고 싶다면, 모든 걸 한꺼번에 하고 싶은 충동을 억제해야 한다. 말할 필요도 없지만 자의식을 높이고 음식물과의 관계를 변화시키고, 25년 또는 50년간 행해왔던 식습관을 바꾸려면 당연히 시간이 걸린다. 나 역시 이러한 일을 여러 해 동안 해왔지만 나는 지금도 내 몸과 정신의 성장에 가장 적합한 음식물을 계속해서 찾고 있다. 인내심을 가져야 한다. 가장 중요한 것은 기꺼이 실험해보며, 탐구하고, 긴장을 풀고, 모든 게 잘못되었을 때는 다음 날 다시 시도해볼 용기를 갖는 것이다.

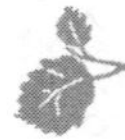

일일 실천을 위한 조언

1. 몸이 음식물을 소화하는 것을 끝내고 잠시 쉬도록 휴식시간을 줘야 한다. 그 시간은 12시간이 이상적이다. 그러므로 오후 7시나 8시 이후에는 먹지 않도록 노력한다.

2. 음식물을 혼합해서 소화가 쉽게 되도록 한다(112쪽을 참고하라).

3. 이 순간 필요한 게 뭐냐고 몸에게 물어본다. 당신의 몸에서 단서를 얻는다. 그러나 단지 몸이 갈망하는 것, 마음이 원하는 것이 아닌 강력한 에너지와 정신의 명료함을 위해 당신이 진정으로 원하는 것이 무엇인지 알아낸다.

4. 식사 후 한 두 시간이 지나면 기분이 어떻게 변하는지 알아본다. 아직 에너지가 충분하다고 느껴지는가? 명료하게 사고할 수 있는가? 마음을 열어놓았는가? 만약 그렇다면 그 음식들은 당신에게 훌륭한 연료가 된 셈이다.

5. 땅에서 나는 채소와 해초의 소비량을 증가시켜 몸과 정신을 가볍고 발랄하게 유지한다.

6. 맛에 대한 감각을 넓혀라. 소금과 설탕에 대한 집착에서 탈피해 단맛, 짠맛, 쓴맛, 신맛, 양념 맛 등 다양한 맛을 매일 접하라.

7. 입맛에 맞게만 먹으려고 하지 마라. 음식물이 모든 감각에 양분을 공급하게 하라. 음식물의 냄새, 촉감, 색, 심지어는 그것의 소리까지에도 익숙해지면, 그만큼 음식물을 대할 때 더 만족하게 되고 과도하게 탐닉할 가능성은 줄어든다.

8. 핸드백, 서류 가방, 배낭, 책상 안에 건강에 좋은 간식을 넣어두든지, 여행할 때 그러한 간식을 챙긴다.

가볍게 먹다 : 쉽게 소화시키기

나는 평생에 걸쳐 영양분을 탐구하면서 소화를 잘해야 몸과 정신을 가볍게 유지할 수 있다는 사실을 발견했다. 파스타와 크림 소스를 곁들인 닭고기를 한 끼 식사로 먹을 때, 일단 당신은 그것을 씹어 삼킨 후에는 더 이상 그 음식들을 떠올리지 않을 것이다. 그러나 몸은 그렇지 않다. 씹고 삼키는 그 순간에 몸은 소화과정을 시작한다. 닭고기와 파스타를 먹은 후 몇 시간 동안 몸은 계속해서 그것을 소화시키기 위해 소화액을 만들어내고, 영양소를 흡수하고, 마지막으로 연료로 이용할 수 없는 여분의 물질을 모두 배출해버린다. 복잡하게 조합된 음식, 가공된 음식을 먹거나 과식하면, 몸은 그것들을 모두 소화시키려고 과도한 작업을 하게 된다.

대부분의 사람들은 배가 빵빵하거나, 위에 가스가 차거나, 가슴이 답답하거나, 변비가 있거나, 불쾌한 증상이 생겼을 때만 소화에 관심을 갖는다. 제약업계는 몇 십 년 동안 소화불량 하나만을 주제로 끊임없이 발전해왔다. 가슴이 답답하다 싶을 때 알약을 하나 씹어 먹으면, 먹고 싶은 음식을 더 먹을 수 있다. 쓸데없이 사람들에게 고통을 주고 싶은 사람은 없겠지만 사실 소화를 촉진시키는 약들이 바로 그러한 역할을 하고 있다. 그런 약들 때문에 소화불량이 낫고, 사람들은 또 다시 위를 압박하는 식습관을 되풀이하는 것이다. 소화불량은 위의 외침이다. "난 이런 음식물이 싫어." 혹은 "아, 위가 꽉 찼어. 터질 것 같아."라고 말하고 있는 것이다.

음식은 우리들에게 에너지, 즉 걷고, 말하고, 생각하고, 창의력을 발휘하고 자녀들과 함께 공원에서 달리기를 하고, 삶을 사는 데 필요한 에너지를 공급해준다. 이 같은 에너지는 또 음식물을 소화시키는 데도 사용된다. 그러나 소화에 많은 에너지가 사용될수록, 삶에 쓸 수 있는 에너지는 그만큼 줄어든다. 사람들은 보통 소화하기 어려운 음식물을 소화하기 위해 많은 에너지를 소모한다. 가공된 육류와 튀김류, 설탕, 소금, 화학물질을 잔뜩 발라놓은 음식물들이 그 예다. 이런 음식물의 소비를 줄이고 소화하기 쉽고 생명 유지에 필요한 음식물 ('생명을 약동하게 하는 필수 식품들' 참고)을 많이 섭취하면, 놀라울 정도로 활력이 샘솟는다. 그때까지 소화하는 데 사용되었을 에너지는 이제 다른 분야의 삶을 위해 쓰인다. 내 고객인 찰스는 생명력이 담뿍 담긴 음식물을 많이 먹었더니 에너지가 부쩍 늘어났다고 했다. "명료하고 독창적으로 사고하기 위해서는 에너지가 필요합니다. 난 이제 슈퍼마켓에서 살 수 있는 식품을 모두 살펴보고, 길거리에 있는 음식들도 살펴본 후에 스스로에게 이렇게 말하죠. 지금 내가 지닌 명확하고도 간단한 태도를 포기하지 않겠다고."

입에서 식도, 위, 소장, 대장, 항문에 이르는 소화관의 길이는 모두 합쳐 7~9m에 이른다. 중학교 생물시간에 이 사실을 모두 배웠겠지만 사람들은 소화관이 얼마나 긴지 피부로 느끼지는 못한다. 그림을 보여주어야 그때서야 입을 떡 벌린다. 왜 음식들이 체내에 오래 머물 수밖에 없는지를 이해하게 되는 것이다.

정제된 식품과 온갖 가공 식품으로 푸짐하게 식사를 하는 현대인들은 늘 앉아 있는 생활방식 때문에 더더욱 소화기관에 압박을 받는다. 기본적으로 현대인들의 소화체계는 24시간 동안 일하도록 강요받는다. 어떤 기계든지 하루에 24시간씩 일주일 내내 가동된다면 고장 나고 말 것이다. 몸의 경우도 마찬가지다. 몸이 죽은 세포들을 없애고 새로운 세포들을 만들어내려면, 그래서 건강을 유지하려면 몇 시간 동안은 소화라는 힘겨운 작업을 쉬어야만 한다. 그래서 매일 12시간씩은 위를 쉬게 해줘야 하는 것이다. 예를 들어 오전 8시에 아침밥을 먹었으면, 오후 8시 이후에는 음식을 더 이상 먹지 말아야 한다.

정제된 밀가루 제품, 육류, 낙농제품, 설탕, 가공된 음식을 정기적으로 먹으면, 끈적거리는 반(斑)이 형성되어 장벽에 달라붙을 수 있다. 이런 불필요한 물질은 영양분의 흡수를 막고 배설을 방해한다. 하루에 1~2회 정도 정기적으로 배설이 이루어지지 않으면 노폐물이 장내에 남게 되는데, 이 때문에 다량의 독성이 생긴다. 이런 식으로 소화관에 압박을 가하면 몸은 무기력해지고 움직이기가 불편해진다. 생명 에너지가 순환하지 못하게 된다. 나를 찾아오는 사람들의 대부분이 이러한 위장병을 가장 많이 호소한다.

소화가 제대로 되지 않아 몸이 무기력해지면 사람들은 에너지를 높이기 위해 설탕과 카페인을 섭취한다. 지금은 수없이 많은 강장 음료수와 비타민들이 그 대체품이 되고 있기는 하지만 말이다. 10여 년 전만 해도 이런 제품들은 운동선수를 위한 특별한 것들이었고 대개는 전문 식품점에서만 구할 수 있었다. 그러나 이제는 동네 약국마다 온갖 종류의 강장제를 진열해놓고 있다. 이런 것들은 가끔 복용한다면 큰 문제는 없겠지만, 명심해야 할 것은 그것들이 싱싱하고 생명력을 담뿍 담고 있는 식품들을 절대로 대신할 수 없다는 사실이다.

그렇다면 어떻게 해야 생명 에너지를 원활히 순환하게 할 수 있을까? 소화가 잘되는 음식을 먹어서 몸이 영양분을 쉽게 흡수하고 찌꺼기를 빠르게 배출하도록 해야 한다. 생명을 유지하는 데 꼭 필요한 음식을 소화하기 가장 쉬운 상태로 만들어 먹는 게 가장 좋다. 소화하는 데 많은 에너지를 소비하지 않으면 몸은 노폐물을 제거하고 세포를 젊게 하는 데 에너지를 사용한다. 이렇게 신체 에너지가 증가하면 삶에 대한 활력과 관심이 그만큼 더 높아진다. 기본적으로 가볍게 먹을수록 몸과 인생도 점점 더 가뿐해진다.

궁합이 좋은 음식 배합

위장을 식품을 가공하는 기계라고 생각해보자. 이 기계는 소화관을 이용해서 음식물들을 으깨고 거기서 양분을 흡수한다. 그렇다면 어떤 음식들을 조합해서 먹든 별 차이가 없을 것인가? 사실 이것은 그렇게 간단한 문제가 아니다. 어떤 음식들을 먹든 모두 으깨어지는 건 분명하지만 좀더 쉽기 으깨어지는 음식 조합이 분명히 있기 때문이다. 궁합이 잘 맞는 음식들을 적절하게 섞어서 먹으면, 소화가 잘될 뿐 아니라 에너지가 올라가며, 배설이 잘되고 감정적인 찌꺼기들까지 배출할 수 있다. 따라서 보다 깊은 자기 성찰과 탐구의 시간을 가질 수 있고, 그것을 위해 에너지를 자유롭게 쓸 수 있다. 음식물을 잘만 배합하면, 소화하기가 한층 쉬워진다. 동일한 소화액을 필요로 하고 소화되는 시간도 비슷한 음식군이 분명히 있기 때문이다.

궁합이 맞는 음식물들을 조합해 먹는 일은 언뜻 생각하기에 매우 어려워 보이지만 나는 그것을 쉽게 실천할 수 있는 몇 가지 포인트를 발견했다. 다음에 제시해놓은 음식물 배합구조를 엄격하게 지킬 필요는 없다. 단지 나는 학교에서 가르치는 것보다 더 유연한 접근 모델을 찾아냈을 뿐이다.

예를 들어, 음식물 배합 모델을 처음 개발했던 사람은 단백질과 녹말을 함유한 채소를 함께 먹지 말라고 주장했다. 그러나 사람들은 녹말이 함유된 채소를 생선 또는 닭고기와 함께 먹고도 오랫동안 훌륭하게 소화를 시켜왔다. 얼마 동안 음식물 배합을 시도해보고 난 후에야, 당신은 같이 먹어야 할 것과 먹지 말아야 할 것에 대한 개인적인 감각을 지닐 수 있게 될 것이다.

음식물 배합

- 사과만 먹는다.

- 채소와 채소를 섞어 먹는다.
- 곡물에 채소를 곁들인다.
- 단백질에 채소를 곁들인다.

과일 (소화시간은 20～60분)

과일은 가장 쉽고 빠르게 소화되는 음식물이다. 그 때문에 단백질, 곡물, 채소와는 함께 먹지 말아야 한다. 산성 및 설탕 함유량 때문에 과일은 산성, 약산성, 당분, 멜론 등의 종류로 더 세밀하게 분류되며, 그것에 따른 배합 모델은 따로 있다.

채소 (소화시간은 녹말 함유에 따라 30분～2시간)

채소에는 녹말이 함유되지 않은 채소, 녹말 함유가 적은 채소, 녹말이 함유된 채소가 있다. 채소는 단백질과 함께 먹으면 좋고, 채소와 채소를 함께 먹어도 좋다. 특히 단백질이 함유되지 않은 채소와 단백질 함유량이 낮은 채소를 곡물과 먹는 게 가장 좋다.

곡물 (소화시간은 2～3시간)

곡물만 먹거나, 녹말이 함유되지 않은 채소, 녹말 함유량이 낮은 채소와 섞어 먹을 수 있다. 곡물은 단백질이나 녹말이 함유된 채소와 섞어 먹지 않는 게 좋다. 식사 때는 한 가지 곡물만을 먹는 게 가장 좋다. 예를 들어, 밀을 먹으려면 밀만 먹고, 쌀을 먹으려면 쌀만 먹도록 한다.

[무리 없는 소화를 위한 음식물 배합]

무녹말 및 저녹말 채소

호박
토마토
미나리
양파
완두콩
무
해초
(다시마, 홍조류, 톳, 김, 미역)
표고버섯
시금치
가지
강낭콩
근대
시래기
생옥수수
오이
케일
부추
상추
청경채
브로콜리
셀러리
순무
아스파라거스
경수채
겨자채
모든 채소의 새싹
브뤼셀 싹
콜리플라워
민들레과 식물
미스티칸자
아루굴라

녹말 함유 채소

고구마
호박
당근
사탕무
우엉
순무(노랑 순무)
참마
예루살렘 솜 엉겅퀴
파스닙

단백질

콩
계란
생선
우유 및 낙농제품
견과류
올리브
가금류
붉은 고기
씨
두부와 두유제품
아보카도

곡물류

쌀
밀과 밀가루 제품
메밀
기장
귀리
퀴노아
아마란스

단백질은 단독으로 섭취하거나 녹말 함유 여부와 관계없이 채소와 함께 섭취할 수 있다. 그러나 한 끼 식사에는 한 가지 단백질만을 섭취하는 게 가장 좋다.

햄버거와 핫도그, 젤리, 바닐라 웨하스, 도너츠와 빵과 크림 치즈, 베이컨과 상추와 토마토로 만든 샌드위치, 채식주의자용 햄버거, 계란 맥머핀 등은 들고 다니면서 먹기에 좋다. 특히 이것들은 미국인들이 즐겨 먹는 식품이다. 그러나 샌드위치를 먹고 난 후 왜 졸음이 오는지 생각해봤는가? 매일 정오에 샌드위치를 먹으면 3시쯤 되어 커피를 마시고 싶거나 단 것을 먹고 싶은데, 그것은 책상에서 일어날 구실이 필요하기 때문이 아니다. 피곤하고 집중이 안 되는 이유 중 하나는 곡물과 단백질이 소화하기에 가장 힘든 배합이기 때문이다. 매일 샌드위치를 먹으면서 계속 앉아 있는 생활을 하면 충분한 영양분을 섭취하기가 점점 더 어려워진다.

음식물을 잘 배합해 소화하기 쉬운 상태로 먹는 게 영양분을 제대로 섭취할 수 있는 가장 쉬운 방법이다. 내 경험에 의하면 식사가 간단하면 간단할수록 소화는 그만큼 더 쉬워진다. '소화'라는 말은 '분리 *separate*' 또는 '정리 *arrange*'에서 유래된 말이다. 실제로 소화관에서 벌어지는 일들은 정확히 이 두 단어로 설명될 수 있다. 즉 몸은 음식물로부터 영양소를 분리해 그것을 정리한 후 흡수한다. 그렇게 해서 몸 안의 모든 내장에 에너지와 새로운 활력을 공급하는 것이다.

음식 궁합에 맞춰 음식물을 잘 조합하면 위에서 할 일을 미리 하는 것과 같다. 즉 음식물을 미리 분리하고 정리해주니 소화가 잘될 수밖에 없다.

[소화가 잘되는 과일 배합]

과일은 종류마다 그 성질이 약간씩 다르다. 산성과 당분이 많이 들어 있는 과일이 있고 그렇지 않은 과일이 있기 때문에 과일끼리도 궁합이 있다. 산성 과일은 약산성 과일과 먹었을 때 가장 소화가 잘된다. 그리고 약산성 과일은 당분 함량이 높은 과일과 잘 어울린다. 그러나 산성 과일과 당분 함량이 높은 과일은 그 궁합이 좋지 않다. 멜론류, 특히 참외는 수분이 높기 때문에 가장 빨리 소화되므로 그것만 먹는 게 좋다.

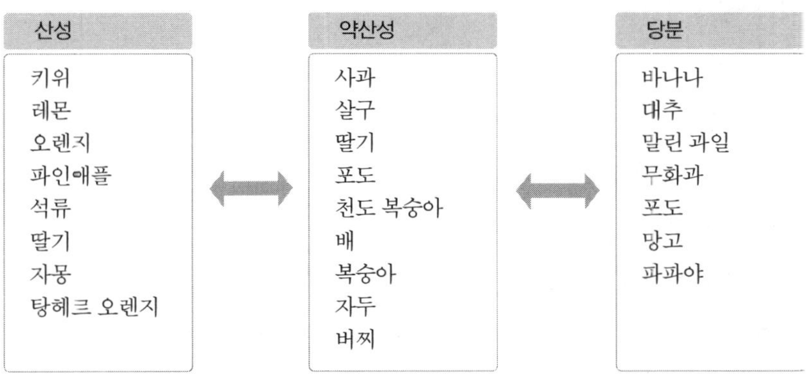

의식적으로 먹기

🍃 에너지원 테스트

식품의 종류가 다양해지면 무엇을 먹어야 하는지에 대한 고민은 더 깊어진다. 많은 사람들이 차라리 선택할 수 있는 음식의 범위가 좁다면 좋겠다는 말을 한다. 나는 그러한 사람들에게 '에너지원 테스트를 실험해볼 것'을 권한다. 에너지원 테스트는 어떻게 먹을 것인가에 대한 한 가지 기준을 알려준다. 그것의 목적은 그냥 배를 채우는 게 아니라 에너지원을 합리적으로 쌓을 수 있는 가장 강력한 식품의 원천을 인식하는 것에 있다.

식품이 자신에게 에너지원을 잘 공급해주고 있는지 확인하려면 다음과 같은 질문을 던져보라. 식사를 하고 나서 한 두 시간 후에 어떤 느낌이 드는가? 에너지가 아직도 강하게 느껴지는가? 활력이 넘치고 정신이 명료하고 정서적으로 균형을 찾았다고 느껴지는가? 그렇다면 그 특별한 음식물이 자신에게 맞는 연료라고 생각하면 된다. 무기력하고, 짜증스럽고, 정신 집중이 안 되는데도 그 음식물을 더욱 갈망하게 된다면 그 음식물은 자신을 고갈시키는 것이다. 설탕, 카페인, 탄수화물, 단백질, 채소, 지방, 과일 같은 특별한 음식물이 자신에게 어떤 영향을 미치는지 주의를 기울여보자. 당신과 당신 삶에 활력을 주고 에너지를 북돋워주는 음식들을 식별할 수 있게 될 것이다.

🍃 채소의 마력

어릴 때 부모님들이 채소를 먹으라고 했던 일이 기억나는가? 그분들은 대단한 진리를 알려준 것이다. 모든 음식물 중에서 신선한 채소는 소화시키기 가장 쉬운 음식물이다. 그러나 내가 말하는 채소는, 물에 흠뻑 밴 브로콜리나 통조림 완두콩을 가리키는 게 아니다. 시든 상추, 햄버거나 샌드위치 속에 든 양파와 토마토 조각을 가리키는 것도 아니다. 설하고 살아 있는 싱싱한 채소를 말하는 것이다. 이 채소는 생명력과 활력을 배에서부터 머리 끝, 손가락 끝에서부터 발가락 끝에까지 틀어넣어준다. 땅에서 나는 것과 바다에서 자라나는 것에 이르기까지 채소는 지상에서 가장 다양한 식품 중 하나다.

기본적인 생화학적 관점에서 볼 때 채소는 분해하고 흡수해서 연료로 사용하기 가장 손쉬운 형태의 식품이다. 채소는 우리 몸이 에너겨원으로 사용하는 포도당으로 쉽게 전환되기 때문이다. 신선한 채소는 아주 효율적으로 소화되기 때문에 몸속에 여분의 찌꺼기를 남기지 않는다. 물론 채소를 유일한 에너지원으로 삼아서는 안 된다. 하루 종일 몸이 제 기능을 발휘하기 의해서는 지방, 단백질, 탄수화물에서 얻을 수 있는 다른 형태의 에너지들이 필요하다. 내가 주장하고자 하는 점은 단지 개일 소비하는 신선한 채소의 양을 대폭 늘려야 한다는 점이다.

나의 일본인 친구들은 보스턴에 와서 미국인들이 한 끼 식사로 먹는 음식을 보고 크게 당황했다. 일단 음식의 양을 보고 놀랐다. 미국인들은 매일 고기 한 덩어리, 곡물 또는 밀가루로 만든 식품 한 접시를 포식하그 채소는 아주 조금만 먹는다. 그러나 이것은 좋은 식습관이 아니다. 미국인들은 채소를 가장 많이 먹고 고기를 가장 적게 먹어야 한다. 식사할 때 채소를 많이 먹고 단백질과 곡류의 양을 줄인다면 몸이 기뻐할 것이다.

나는 슈퍼마켓에서 사람들의 쇼핑 카트를 가만히 들여다보곤 한다. 그러면 어김없이 토마토, 오이, 상추, 브로콜리, 냉동 완두콩, 냉동 옥수수, 냉동 강낭콩 등을 찾아볼 수 있다. 물론 그럴 수밖에 없다. 사람들은 이미 맛에 익숙해진 식품을 계속 구매하기 때문이다. 한 가지 품목이 떨어지면 자동적으로 다시 똑같은 물품을 사다가 채워놓는다.

채소를 고르는 일이 즐겁지 않다면, 좋아하는 채소의 종류를 넓혀야 한다. 달고 끈끈한 고구마, 신선하고 톡 쏘는 맛이 일품인 무, 민들레과 푸성귀 또는 최상의 순무 등 맛있는 채소는 정말 많다. 나는 특히 여행할 때 혼자서 생소한 채소를 먹어보길 좋아한다. 늘 다니던 낯익은 길이 아닌 새로운 길로 집에 가는 것과 비슷하다. 다음 번 슈퍼마켓이나 농산물 공판장에 갈 때는, 구매할 식료품 명단을 가져가지 말고 새로운 식료품을 찾아 모험의 길을 떠나보자. 그러고 나서 농산물 진열대에 전시되어 있는 모든 채소를 조사하면서 시간을 보내라. 다양한 푸성귀, 감자와 녹말이 풍부한 채소, 순무, 상추, 부추, 싹 양배추, 호박, 배추, 무를 살펴본다. 전에 먹어본 적이 없는 채소에 마음이 끌리면, 직원에게 그 맛과 조리 방법을 문의하거나, 요리 책에서 조리법을 찾아본다.

해초 : 바다 속의 보물

과잉재배와 화학 살충제로 인해서 토양의 생산 잠재력이 계속 고갈되고 있기 때문에 광물질이나 비타민과 같은 자연적이고 지속적인 에너지원을 다른 곳에서 찾을 필요가 생겼다. 그리고 다행히도 우리에게는 바다가 있다. 바다에는 생명, 특히 식물성 생명이 가득하다.

만약 초밥집에 가거든, 음식을 먹기 전에 이런 사실을 생각해보자. 해초는 여러 가지 비타민은 물론 칼슘, 요오드, 인산, 칼륨과 기타 미량의 광물질을 함유한 뛰어난 먹거리다. 해양 식물은 갑상선과 부신 호르몬을 조절하고, 피부, 도발과 손톱을 건강하게 해준다. 왜 해초가 기적의 식품인가? 폴 피치포드 *Paul Pitchford*는 그의 저서 《자연 식품으로 치유하다 *Healing with Whole Foods*》에서 인간의 피에는 100가지 정도의 광물질과 바다에 있는 미량의 원소가 함유되어 있다고 말했다 그는 이렇게 쓰고 있다. "해초는 그러한 물질들을 흡수하기 가장 쉬운 형태로 함유하고 있다. 광물질과 원소가 해초의 살아 있는 조직 속에 흡수되어 있다. 사실상 해초는 모든 유기체의 광물질을 광범위하게 다량으로 함유하고 있는 집합체며, 그렇기 때문에 뛰어난 식품이다." 해초가 체내에 있는 방사선과 금속 노폐물을 제거한다는 기록이 있을 정도다.

톺아메리카의 이로쿼이스 인디언 족들이 소금 대신에 말린 해초를 양념으로 이용했다는 사실을 알고 있는가? 해초가 유럽과 남아메리카에서 수세기 동안 이용되었다는 걸 알고 있는가? 어느 바다든지 이처럼 풍부한 영양 식품을 간직하고 있고, 사람들은 필요할 때마다 그것을 얻을 수 있다.

해초의 맛과 함유하고 있는 소금의 농도는 다양하다. 해초는 광물질이 풍부하기 때문에 조금만 섭취해도 건강에 도움이 된다. 그래서 이 책 뒤에 해초를 맛있게 조리해 먹을 수 있는 간편한 조리법을 수록해놓았다.

다섯 가지 맛에 관심을 갖고 매 끼니 때마다 이 맛들을 접하면, 뼈는 곧아지고, 몸은 탄탄해지며, 생명력과 혈액이 자유롭게 순환할 것이고, 세포조직은 건강한 상태를 유지할 것이다. 뼈가 생명력과 생명의 정수로 채워질 것이다.

—《황제내경》중에서

인간이 맨 먼저 느끼는 맛은 단 맛이다. 어머니의 젖 또는 유아용 혼합 분유, 주스, 사과 주스, 과자의 맛은 달다. 사람은 선천적으로 이 맛이 마음에 든다고 여기기 때문에 성장한 후에도 단 맛에 대한 지칠 줄 모르는 욕망을 나타낸다. 미국에서 사람들의 마음을 사로잡고 있는 두 가지 맛은 단맛과 짠맛이다. 때로는 두 가지 맛에 똑같이 이끌리는 사람들도 있기는 하지만, '단맛을 즐기는 사람들' 과 '짠맛을 즐기는 사람들' 로 나누어지는 경향이 있기도 하다. 하루를 보내면서 먹고 싶은 음식과 음료수를 생각해보라. 그 중에 단맛과 짠맛의 범주에 속하는 음식들이 얼마나 많은가?

한의학에서는 맛의 다섯 가지 범주를 인정하고 최고의 건강을 누리기 위해서는 매일 이 다섯 가지를 균형 있게 섭취하라고 권고한다. 이 다섯 가지 맛은 단맛, 짠맛, 쓴맛, 신맛, 매운맛이다. 각각의 맛을 정확한 비율로 섭취할 필요는 없다. 많이 섭취하는 단맛 및 짠맛과 균형을 이루기 위해서 쓰고, 시고, 매운맛을 조금씩이라도 매일 섭취하는 게 중요하다. 다섯 가지 맛을 통해서 우리에게 너무나 익숙한 소금과 설탕 이외의 세계를 탐험해볼 필요가 있다.

단맛 _ 아이스크림, 과자, 사탕, 과일, 소다 등에서 맛볼 수 있는 우리에게 가장 친근한 맛이다. 그러나 단맛은 당근, 감자, 쌀, 옥수수, 토마토, 붉은 고추, 완두콩을 통해서도 맛볼 수 있다. 단 것은 다섯 가지 맛 중에서 가장 쉽게 접할 수 있다. 그래서 사람들은 불안하거나 외로울 때 무의식적으로 단 것을 찾는다.

심지어 아는 맛이라고는 단맛 밖에 없는 사람들도 있으며, 그 때문에 이들은 파멸을 맞는다. 단 것에 대한 갈망은 끝이 없을 뿐 아니라 그것에 생명이 있기라도 한 것처럼 불쑥불쑥 튀어나온다. 이를 억제하는 걸 심각하게 생각하지 않으면, 그것은 몸속에서 계속 탐욕을 부리며 살 것이다. 설탕에 대한 갈망 때문에 괴로워지면, 시거나 쓴맛이 나는 음식을 먹도록 한다. 이런 음식들은 정화효과를 지니고 있기 때문에 단것에 대한 갈망을 차단한다. 레몬이나 케일, 크레송과 아루굴라 같은 식품을 먹는 게 좋다.

짠맛 _ 소금은 짠맛의 가장 평범한 예에 지나지 않는다. 짠 음식에는 된장, 해초, 간물에 절인 채소와 치즈가 있다. 짠맛은 단맛과는 정반대의 것이다. 이 때문에 이 두 가지 맛은 어울릴 때가 많다. 감자 칩과 코카콜라, 맥주와 프레첼이 어울리듯이 말이다. 단 것을 많이 먹는 사람들은 소금으로 맛의 균형을 찾는 방법만을 알고 있다. 그래서 많은 사람들이 설탕과 마찬가지로 소금도 너무 많이 섭취하고 있다. 소금은 중요한 광물질이긴 하지만, 요즘에는 가정에서, 식당에서 조미료로 한껏 쓰이고, 가공된 거의 모든 식품에 들어 있다.

쓴맛 _ 아루굴라, 아스파라거스, 시래기, 브로콜리, 민들레과 채소, 케일, 봄 양파, 박하, 바질, 깍지 완두 등 특별히 추운 기후에서 자라는 채소들의 맛은 대체로 쓰다. 쓴맛이 나는 식품은 소화를 돕고 내장을 정화한다. 그렇기 때문에 이런 채소는 과도하게 섭취한 염분과 당분의 맛을 없애주며 그 사이에서 균형자 역할을 훌륭하게 해낸다.

신맛 _ 피클, 소금에 절인 양배추, 포도, 귤의 맛은 시며 파슬리와 괭이밥 류 같은 특정한 채소의 맛도 시다. 맛이 신 음식물을 먹으면, 사람들은 거의 다 입을 오그린다. 신 음식물은 위 속에 지방질과 단백질을 분해하는 산성물을 만들어 소화를 돕는다. 신맛은 또 수렴제 역할을 해서 음식물에 대한 과도한 갈망을 줄여준다. 식사 후에 후식을 즐기는 사람이라면, 단 것을 먹고 싶은 마음을 누그러뜨리기 위해서라도 뜨겁거나 따뜻한 레몬수 한 잔을 마셔보도록 한다.

맵고 자극적인 맛 _ 고춧가루, 칠리, 멕시코산 할라피뇨 후추, 계피, 페넬, 생강, 마늘, 무, 순무, 양파의 맛은 자극적이다. 그런 음식을 먹을 때 사람들은 땀을 흘린다. 매운맛은 혈액 순환을 돕고 몸의 온도를 높인다. 짜릿하고 톡 쏘는 음식은 기공을 열어 땀을 흘리게 하는데, 이럴 때 몸 안에 쌓여 있던 독성이 배출되므로 운동을 많이 하지 않는 사람들에게는 특히 유익하다.

감각에 양분을 공급하다

이제는 맛 외에 음식물을 느낄 수 있는 다른 방법들을 알아보자. 우리는 맛을 통해서 가장 직접적이고 명백하게 음식물을 느낄 수 있지만, 사람에게는 세상을 인식하고 세상과 서로 영향을 주고받는 데 사용하는 네 가지 다른 감각들이 있다. 이 모든 감각을 통해서 음식물을 접하면 접할수록 음식을 먹을 때 만족감이 생기고 영양분을 더 많이 섭취할 수 있다.

냄새 _ 새로 끓인 커피. 난로 위에서 지글지글 끓는 손수 만든 토마토 소스. 프라이팬에 살짝 투긴 양파. 새로 구운 과자. 레몬 한 개. 사람의 미각은 후각과 얽혀 있다. 나는 대학을 다닐 때 자연식을 메뉴로 내걸은 식당에서 음식을 만들었다. 그러나 그 당시 나는 여러 가지 내장 정화를 적극적으로 실험중이었기 때문에 식당에서 내놓는 음식은 하나도 먹지 않았다. 조리한 음식을 맛볼 수 없었기에 나는 음식을 만들 때 오로지 후각에 의존해야 했다. 지금도 나는 요리를 하면서 가급적 음식을 맛보지 않는다. 냄새를 통해서 음식물을 조절하고 또 조절하는 것이다.

시각 _ 아름다운 경치나 정교한 미술품을 보면 우리는 만족감을 느낀다. 수세기 동안 화가들은 과일과 채소의 자연미를 묘사했다. 미식가들을 위한 곳이라고 자부하는 식당들은 손님들이 요리의 형태가 주는 즐거움을 만끽할 수 있게 배려한다. 그러나 식사를 빨리 하는 사람들은 대개 시각이 주는 기쁨을 즐기지 못한다. 우리는 아름다운 것을 정기적으로 봐줘야 한다. 그리고 음식물이야말로 조직, 형태, 색상 등 미의 여러 가지 면을 맛볼 수 있는 훌륭한 예술품이다. 자연은 믿을 수 없을 만큼 광범위한 조색판(調色板)을 제공해준다. 같은 색상이라도 모두 미묘한 차이가 있다. 예를 들어 사과, 홍당무, 토마토, 산딸기의 색은 같은 빨강색이라도 모두 다르다. 다홍색에서부터 자두빨강색에 이르기까지 그 다양한 빨강색에 눈을 돌려보자. 다음에 식사할 때는 시각을 이용해서 성찬을 즐기도록 하자.

촉감 _ 아이들은 처음에는 미각으로 다음에는 촉감을 이용해 세상을 탐구한다. 물론 어른들도 입뿐만 아니라 손으로 음식물의 세계를 탐구할 수 있다. 음식에서 어떻게 촉각적인 기쁨을 느낄 것인가? 그것은 음식을 직접 만들고 먹으면서 느낄 수 있다. 채소와 과일을 골라 손에 들고 무게를 가늠한다. 재료를 잘게 썰고, 갈고, 반죽해서 휘젓는다. 우리는 촉감을 통해서 적극적으로 음식물과 관계를 맺을 수 있다. 이것은 영양물 공급에 적극적으로 참여하는 방법이기도 하다.

당신은 입안에서 크림 같은, 오독오독하는, 부드러운, 울퉁불퉁한, 단단한, 질긴, 견고한, 메마른, 매끈매끈한 음식의 모든 감촉을 알아낼 수 있고, 이런 감촉들이 어떻게 느껴지는지 이해할 수 있다. 턱을 움직여야 하기 때문에 오독오독 씹히는 음식물은 의지와 결의를 일으킨다. 크림같이 매끄러운 음식물은 편안한 느낌을 주고 어렸을 때 보살핌을 받던 감성적인 기억을 되살려준다. 내 고객 중 한 명인 루이스는 보르스치 수프를 먹고 있으면 진실에 다가간 듯한 기분이 든다고 말했다. "이제는 맛이 아니라 감촉을 이해해요. 무엇인가 영양분이 있는 걸 먹고 싶으면, 애플 소스나 염소 치즈 같은 크림 종류의 음식을 찾곤 하지요. 음식의 양이 아닌 감촉으로도 만족할 수 있게 됐어요." 그녀가 내게 한 말이다.

소리 _ 음식물도 소리를 낸다? 그렇다. 물론 이 감각은 한 다발의 시금치에서 실제로 들을 수 있는 소리보다 음식물을 조리하는 과정에서 발생하는 것에 더 의존하고 있지만 말이다. 현대 주방에서는 따개로 통조림 따는 소리, 믹서기가 내는 소리, 커피포트의 삑 하는 소리 등 대부분 전자제품에서 나는 소리를 들을 수 있다. 만약 부엌이 옛날 식이라면 보다 더 감미롭고 신비로운 소리를 들을 수 있을 것이다. 이제 칼이 도마를 치는 소리, 냄비 안의 수프가 끓는 소리, 생선이 지글지글 구워지는 소리, 프라이팬에서 달걀 프라이가 익는 소리, 수도꼭지에서 물 흐르는 소리에 귀 기울여보자.

건강의 적 : 설탕과 밀

설탕과 밀은 형제와 같다. 즉 둘 다 사람에게 좋지 않은 음식이다. 이 두 음식물은 조용히 그리고 교묘하게 여러 가지 가공 식품 속에 끼어 있다. 설탕은 특히 교활하다. 가공된 밀로 만든 모든 제품, 빵, 크래커, 시리얼, 머핀, 베이글 등에 설탕이 들어 있다. 프레첼 같은 짭짤한 밀 제품에도 설탕이 함유되어 있다.

설탕이란 단순히 커피에 타는 가늘고 하얀 가루만을 뜻하는 게 아니다. 곡물 당밀, 과당이 많이 함유된 당밀, 과일 주스, 오렌지 주스, 케첩, 토마토 소스, 청량음료 등도 설탕이라고 할 수 있다.

오늘날 설탕은 미국 음식물에 널리 사용되기 때문에 설탕 과용에 대한 경고가 날로 높아지고 있다. 미국 농무부에 따르면, 하루에 2000cal를 소비하는 사람들은 오직 10티스푼 분량의 설탕만을 섭취해야 한다고 한다. 그러나 조사에 따르면, 미국인이 하루에 평균적으로 소비하는 설탕은 20티스푼이라고 한다. 청량음료 한 캔에만도 벌써 설탕 9티스푼 분량이 들어가 있다는 사실을 기억하라.

아이들은 이러한 설탕 유행병에 가장 취약하며, 청량음료야말로 가장 우리를 쉽게 유혹하는 척병이다. "340g짜리 깡통 하나에는 약 42g의 설탕과 160cal의 열량이 함유되어 있지만, 영양가가 거의 없기 때문에 '공공 이익을 위한 과학 센터'는 청량음료를 '액체 설탕'이라고 지칭했다. 이 호칭은 정말 적절하다"고 뉴욕 대학의 영양 식품 연구 학과의 과장인 매리언 네슬은 주장한다. "1985년부터 1997년까지 학교 자치구가 구입한 우유의 양은 거의 30% 감소한 반면, 탄산소다 구입량은 놀랍게도 1,100% 나 늘어났다."

아이들만이 청량 음료수 속에서 허우적대고 있는 게 아니다. 대중 기호를 연구하는 센터(Center for Science in the Public Interest)의 조사를 보면, 미국인이 소비하는 청량음료의 양이 엄청나게 늘어났음을 알 수 있다. "1970년부터 1997년까지 설탕 감미료가 함유된 소다수의 개인 당 소비량은 연간 22갤런에서 41갤런으로 증가했다. 이 말은, 개인 당 340g짜리 청량 음료수를 1년 동안 442병 소비한다는 뜻이고 다이어트 음료수는 124병 소비한다는 뜻이다." 소다수는 연간 개인 당 556캔을 소비하고 있다. 이는 하루에 한 사람이 대충 1.5캔씩을 소비한다는 뜻이다. 그런데 이 숫자는 평균치에 불과하다. 이보다 많이 소비하는 사람이 있을 것이고 이보다 적게 소비하는 사람도 있을 것이다.

물론 대부분의 사람들은 청량음료가 설탕 덩어리라는 것을 알고 있다. 그러나 건강에 신경 쓰는 사람들조차 아침에 설탕 한 컵씩을 마시고 있다면? 오렌지 주스, 포도 주스, 사과 주스 등 여러 가지 과일 주스에도 다량의 설탕이 함유되어 있다. 그래서 나는 고객들에게 과일 주스를 마시지 말라고 말한다. 하지만 이 말을 들은 사람들은 누구나 입을 쩍 벌린다. 모두들 과일 주스가 건강에 좋다고 생각하고, 그것은 보기에도 불순물이 없는 건강 식품처럼 보인다. 하지만 기억하라. 그러한 주스에는 설탕으로 단 맛을 낸 소다수와 똑같은 양의 설탕이 함유되어 있다. 네슬의 '식품 정치학'에 따르면, 냉동 농축액으로 제조한 340g짜리 오렌지 주스 한 병에는 40g의 설탕이 들어 있다고 하는데, 이것은 콜라 한 병에 들어 있는 설탕량과 같은 것이다. 농축액으로 만들지 않은 오렌지 주스에도 340g짜리 병 당 30g 이상의 설탕이 들어 있다. 오렌지 주스를 마시고 싶거든 직접 짜서 마시되 오렌지 한 개 분량의 양만 마시는 게 좋다. 물론 그러면 오렌지 한 개에서 실제로 나오는 주스의 양이 매우 적다는 사실에 놀라게 되겠지만 말이다. 오렌지 주스가 비타민 C의 원천인 것은 틀림없지만, 감귤류, 레몬, 채소, 단 후추 등 비타민 C가 들어 있는 음식은 그 밖에도 많다.

도너츠, 머핀, 곡류 가공 식품, 오렌지 주스 등 설탕으로 시작한 하루는 설탕으로 끝나게 되어 있다. 설탕은 중독성이 강하기 때문에 아침에는 기운을 차리게 해주지만 후에는 아무 일도 할 수 없게 만든다. 설탕은 면역체계를 억압해서 몸을 황폐시킨다. 가공 식품과 청량음료 속에 함유된 설탕을 많이 소비하면 다양한 영양소를 공급해주는 신선한 채소와 단백질을 섭취할 가능성은 적어진다. 설탕은 육체적 건강을 해칠 뿐만 아니라 정신적, 정서적 안정에 심각한 불균형을 초래한다. 설탕의 마력은 이겨낼 수가 없다. 그것은 생명력을 고갈시킨다. 설탕에 중독되면, 끊임없이 그것에 탐닉하게 된다. 이 같은 습관은 생각을 흐리게 해 현재로부터 딴 곳으로 주의를 돌리게 한다.

밀도 설탕과 비슷하다. 사람들은 밀에도 중독된다. 많은 사람들이 빵 제품에는 지방이 적게 들어 있을 거라고 생각하면서 고도로 정제된 탄수화물을 과다하게 섭취한다. 내 고객 중 몇몇은 나를 만나기 전에 하루에 도너츠 3~4개를 먹곤 했다. 대부분의 미국인들은 밀가루를 너무 많이 섭취하는데, 이것은 중독과 알레르기를 일으킨다. 밀을 먹지 않으면, 밀을 먹고 싶은 마음이 줄어든다. 중독의 고리를 끊는 방법은 이처럼 간단하다. 그러나 빵이나 밀가루 음식을 먹지 않으면 혹은 소다수나 다른 청량음료를 마시지 않으면 기분이 어떨지 자문해보자. 자신에게 솔직해지자. 이 질문을 받고 맨 처음 든 생각이 "세상에, 그럴 수는 없어!"였다면, 분명히 밀가루와 설탕 두 가지 모두, 또는 두 가지 중 하나에 중독되어 있는 셈이다.

정신에 대한 감각을 논하기 전에, 솔직한 마음으로 변화하고자 하는 의지가 있어야 한다. 물론 내일부터 밀을 먹지 않기로 결심했다고 해서 평생 동안 밀을 입에 대서는 안 된다는 뜻은 아니다. 간혹 어떤 사람들은 설탕과 밀 중 하나만 먹지 않으면 되는 것 아니냐고 묻는다. "설탕 성분이 전혀 들어 있지 않은 파스타는 마음껏 먹어도 되나요?" 하고 묻는다. 물론 그렇지 않다. 당신이 밀과 설탕의 덫에 걸렸다는 걸 알고

있다던 어떤 방법을 사용해 그것에서 벗어나야 하는지도 알 것이다. 그
덫에서 빠져나가는 유일한 길은 꾸준한 수양을 통해서다. 개인적인 스
습관 성향에 대해 좀더 알고 싶다면, 당신을 도와줄 수 있는 정화 프로
그램을 참고하라. 그것은 6장에 나와 있다.

'좋은 음식'을 선택하기 위한 조언

대체 음식물 리스트

- 빵 → 떡, 호밀빵, 새싹 에센스로 만든 빵
- 커피 → 자연산 흑차, 볶은 엽차, 감초차, 생강차
- 콘칩 → 자연산 콘칩, 올리브 오일에 굽거나 튀긴 감자 칩, 뿌리 채소 스낵
- 과일 요구르트 → 아무 것도 섞지 않은 요구르트 또는 자연산 바닐라 요구르트
- 아이스크림 → 성장 호르몬을 첨가하지 않은 우유로 만든 냉동 요구르트와 아이스크림, 자연산 빙수, 쌀로 만든 냉동 디저트
- 우유 → 현미 우유, 아몬드를 첨가한 우유, 두유
- 오렌지 주스 → 감귤류 한 개로 만든 주스, 오렌지 한 개로 만든 주스
- 파스타 → 쌀 국수, 스펠트 파스타, 메밀국수 또는 우동
- 피넛 버터 → 아몬드 버터, 참깨 버터
- 청량음료와 과일 주스 → 레몬 및 석회를 첨가한 물, 생수

- 설탕 → 메이플 시럽, 쌀 시럽, 꿀, 대추 설탕, 가공되지 않은 천연 설탕

편안함을 주는 간단한 음식물

- 구운 사과나 배(287쪽 요리법 참고)
- 따뜻한 수프
- 두유를 첨가한 고품질의 약초차, 엽차와 자연산 홍차
- 자연산 건과(건포도, 배, 사과, 살구)
- 아몬드 버터를 첨가한 떡
- 사과 버터를 첨가한 떡
- 오일과 소금을 첨가해서 구운 뿌리채소
- 아몬드 또는 계피를 첨가한 따뜻한 두유
- 뜨거운 애플 소스(281쪽 요리법 참고)

필수적인 피로 회복제

- 고품질의 허브, 채소, 자연산 홍차
- 어린 당근
- 말린 자연산 과일-살구, 천도 복숭아, 사과, 건포도
- 고품질의 비열대성 견과류-아몬드, 호두, 헤이즐넛(개암나무 열매)
- 호박 씨, 해바라기 씨
- 해초-김과 다시마
- 레몬을 첨가한 생수
- 자연산 요구르트

사무실에서 먹을 수 있는 음식

- 고품질의 비열대성 견과류 – 아몬드, 호두, 헤이즐넛
- 사과 버터와 아몬드 버터
- 물
- 생선 통조림 – 참치, 연어, 정어리
- 검정콩, 기타 콩류
- 일회용 된장국
- 살짝 데친 채소
- 떡
- 해초 – 미역과 김
- 일회용 단백질 음료수
- 차
- 유기농 요구르트

정.화.
한없이 가뿐한 나를 만난다

● 도교 경전 3권 중에서

나는 정화 프로그램을 따르려는 사람들에게 일단 이런 말을 들려준다. "여러분들은 지금 자신 안으로 들어가려 하고 있습니다."

자신의 내면으로 들어가면 일상적인 생활에 신경 쓸 필요가 없어진다. 해야 할 일도 없고, 마감시간도 없으며, 전화를 걸 필요도 없고, e메일을 보낼 필요도 없어진다. 오직 자신과 더불어 조용히 지내는 시간을 만끽하게 된다. 명상을 하기 위해 사치스런 휴양센터나 먼 산장을 찾을 필요는 없다. 물론 그렇게 하면 꽤 좋기는 하겠지만 말이다. 명상을 하려면 그저 자신의 내부로 들어가면 된다. 물론 일상의 업무를 처리하면서 명상을 한다는 것은 꽤 어려운 일이다. 그러나 그것을 시행하면 큰 보상이 돌아온다.

내 고객 중에는 의사, 교사, 변호사, 학생, 자녀를 둔 부모나 조부모를 모시는 사람들도 있다. 그들은 각각 하는 일이나 역할, 사회적 위치 등이 다르지만 정화 프로그램을 시행해볼 수 있다는 사실은 같다. 정화 프로그램은 일상생활을 영위하는 중에도 충분히 해볼 수 있기 때문이다. 물론 새로운 방법으로 장을 보고, 음식을 준비하고 먹는 법을 배우기 위해서는 일정한 시간을 할애해야 한다. 그러나 정화 프로그램은 당신과 당신 삶을 지지해줄 것이다. 그러므로 요구사항이 조금 벅차다고 해서 단념할 일은 아니다. 그것은 십중팔구 더 많은 열정과 활력을 가져다줄 것이다. 그것의 가장 좋은 점은 영양분 섭취를 일상화시킬 수 있다는 점이다.

가공되고 정제된 음식물, 볶은 음식, 카페인, 설탕, 흰 밀가루, 붉은 고기, 낙농제품 등 우리가 일상적으로 먹는 이러한 음식물들은 내장에 압박을 가한다. 이런 복잡한 음식물을 소화해서 흡수하고 노폐물을 저거하려면 몸은 오랫동안 일해야 한다. 게다가 사람들은 그러한 음식을 끊임없이 먹으려고 하고, 충분한 운동은 하지 않기 때문에 몸은 더 많은 압박을 받는다.

정화의 목적은 두 가지가 있는데, 첫째는 몸에 축적되어 있는 안 좋은 것들을 제거하고(독소, 박테리아 등) 둘째는 세포를 성장시켜 몸의 자연적인 재생 능력을 높이기 위해서다. 정화는 해마다 몸을 재정비하는 것과 같다. 우리는 일년에 한두 번 정도는 일상적인 식습관에서 벗어나 잠시 몸이 쉴 수 있는 시간을 줘야 한다. 그래서 몸이 오래된 세포를 제거하고 스스로를 재충전할 수 있는 시간을 주도록 해야 한다. 당연히 우리 몸은 이런 식의 휴식시간을 누려야 한다.

몸이 독소를 방출하기 시작하면, 사람들은 몸뿐만 아니라 자신의 생활 전반에서 독소와 같은 오래된 것들을 제거하고 싶어 한다. 물론 그 형태는 사람마다 다양하다. 중독적으로 탐닉했던 음식을 떨쳐 버리려는 사람들도 있고, 도저히 나아질 기미가 보이지 않는 관계를 끝내는 사람들, 직업에 대한 소명을 갑자기 깨닫게 되는 사람들도 있다. 특히 여성들의 경우에는 다른 사람의 요구와 일정에 따라 삶을 조율하는 것을 그만두고 매일 스스로가 자신을 돌볼 수 있다는 것을 알게 된다.

나는 많은 사람들의 정화 활동을 도왔는데, 몇몇은 과거에는 전혀 느껴보지 못했던 명료함이나 자기 통제력이 생겼다고 말하기도 했다. 고객 중 한 명인 보니는 먹고 싶지 않은 음식일지라도 눈앞에 있으면 끊임없이 입으로 가져가곤 했다. 사탕이 좋지 않다는 걸 알면서도 어쩔 수 없이 계속 먹을 때도 있었다. 그러나 정화를 하고 난 후 그녀는 이렇게 말했다. "이젠 나를 통제할 수 있어요. 뭘 먹을 것인지 결정하는 사람은 나라는 걸 알게 됐어요."

정화를 통해서 얻을 수 있는 가장 큰 이점은 긍정적인 변화의 가능성을 깨닫게 된다는 데 있다. 이것은 거의 보장된 것이나 다름없다. 정화가 끝날 때마다 나는 고객들에게 어떤 변화가 일어났냐고 물어본다. 그러면 소화가 잘 되고, 변비가 사라졌으며, 체중이 빠졌고, 피부가 고와지고, 잠을 깊이 잘 수 있게 됐으며 정력이 증가했다는 등의 얘기가 돌아온다.

그러나 이러한 신체적 변화는 시작에 불과하다. 정화를 시작한 지 3주가 지나면 사람들은 전에 비해 자신을 더 잘 다루게 됐고, 생각이 분명해지면서 집중이 잘되고, 침착해지고, 자존감이 높아지고, 삶에 대한 긍정적인 마인드를 가지게 됐고, 스스로를 자랑스럽게 여기게 됐다고 얘기한다. 이런 변화는 눈에 잘 띄지 않는데, 3주라는 짧은 시간 동안 그러한 변화들이 일어나기 때문이다. 파블로는 정화를 끝낸 다음 이렇게 말했다. "그건 정화라기보다는 차라리 변화의 과정이었어!" 어쨌든 변화의 씨앗이 자라기 위해서는 일단 일상생활에 뿌리를 내려야 한다. 무엇보다도 일년에 한 번이 아니라 항상 사랑과 관심을 가지고 스스로에게 영양분을 공급할 때 정화의 시간은 당신 삶이 어떻게 변하는지 알려준다.

나는 1975년부터 음식물과 자의식이라는 주제로 강의를 해왔다. 나는 열일곱 살 때부터 정화라는 아이디어에 끌렸는데 1967년에는 정신적인 성장을 돕는 한 방편으로 몸을 순화하는 데 관심을 가졌다. 내가 본격적으로 육체를 정화하는 것에 대해 공부하기 시작했을 당시 가장 널리 알려졌던 방법은 바로 엄격한 단식이었다. 그때 나는 물이나 주스 한 잔만 마시면서 생활하기도 했다.

그리고 1967년부터 1974년까지 여러 차례 단식을 해보았다. 1974년에는 7개월 동안 과일만 먹었다. 나는 그러한 식생활을 굳게 지키면서 자그마한 해바라기 씨 하나 먹는 것도 자제했다. 7개월 동안 과일만 먹고 난 후에는 지금의 남편과 함께 단식생활에 들어갔는데 40일간 물과 과일 주스만 마셨다. 그러나 결과는 처참했다. 오랫동안 섭취했던 과당은 몸에 축적되었고, 얼굴은 여드름투성이가 되었다. 그 단식을 끝낸 후에는 곧바로 장수 식을 먹기 시작했는데, 그 속에는 다량의 염분이 포함되어 있었다. 이미 내 몸은 균형을 잃은 상태였기 때문에 과다한 염분이 몸속으로 들어오자 온 몸이 풍선처럼 부풀기 시작했다. 내 몸은 갑자기 거대해졌다. 몸의 균형은 완전히 무너졌고, 생활도 불안정해졌다.

이런 극단적인 경험은 나를 정화시키기는커녕 더욱 더 불안한 상태로 이끌고 갔다. 과일만 계속 먹었던 기간에는 의지력이 약화됐고, 몸은 차가워졌으며 그래서 그 기간 동안 내내 얼어 붙는 듯한 추위에 시달렸다. 그러나 나는 내 몸의 소리에 귀를 기울이지 않았다. 어떤 일이 있어도 과일만 먹을 생각이었다. 정신의 성장을 최우선으로 삼았기 때문에 나는 육체와 욕구를 초월할 수 있다고 믿었다. 다행히도 나는 그때 젊었다. 그래서 그 극단적인 모험을 버텨낼 수 있었던 것이다. 그리고 그 경험을 통해서 정신과 육체는 따로 존재하는 게 아니며 누구도 육체를 무시할 수 없다는 걸 깨달았다.

어느 누구에게도 내가 젊었을 때 했던 무식한 정화 방법을 권하고 싶지 않다. 내가 그 당시에 배운 귀중한 교훈은 육체적, 정신적, 정서적인 균형을 함께 도모해야 하며 그러기 위해서는 육체의 욕구를 수용하는 방법을 배워야 한다는 점이었다. 우리는 살아가는 동안에는 육체를 벗어던질 수 없다. 그래서 육체를 적절히 돌보지 않으면 몸뿐만 아니라 이성, 감정과 정신으로 이루어진 나 자체가 균형을 잃게 된다.

나는 지난 25년간 연구 및 고객과의 상담을 통해서 식생활에 바탕을 둔 실용위주의 정화 프로그램을 개발했다. 이 프로그램은 누구나 실천할 수 있다. 물론 다양한 정화 방법과 음식에서 독성을 제거하는 방법들이 존재하고 있지만 이제부터 내가 제안할 정화 프로그램은 몸과 마음, 정신을 골고루 발달시키기 위한 것이다. 그것에 필요한 사항들을 체계적으로 나와 있다. 이 프로그램은 다년간에 걸친 경험을 토대로 단계적으로 확장시킨 것으로 누구에게나 매우 효과적이다. 이것이 그처럼 효과적인 이유 중 하나는 프로그램이 온건하고 균형 잡혀 있기 때문이다. 소박한 음식물을 적절하게 배합해서 먹을 때 느낄 수 있는 느긋하고 평화로운 기분을 이 정화 프로그램을 통해서도 느낄 수 있다.

육체와 관계있는 것이던 무엇이든 그렇듯이, 정화의 경험도 지극히 개인적인 것이다. 우리의 몸은 역동적이고 순간순간 변한다. 그래서 육체를 인식하고 당장 그 순간의 느낌을 받아들이는 것이 중요하다. 어느 한 고객은 몇 년간 정진해왔던 정화가 실패하자 이렇게 말했다. "몇 년간 그 원칙을 고수했어요. 그런데 처음에는 체중이 좀 줄더니, 그 후로는 변함이 없어요."

그 고객이 사용한 방법은 틀린 게 아니었다. 다만 그는 몰랐을 뿐이다. 모든 육체가 그렇듯이, 그의 몸 또한 시간이 흐르면서 계속 변해왔다는 사실을. 나 역시 30년 넘게 정화를 해오고 있지만 매번 그 체험은 다르다. 열여덟 살 때 잘 맞던 음식물이 스물여덟이나 마흔여덟에도 반드시 몸에 잘 맞으라는 법은 없다. 우리 몸은 끊임없이 변하기 때문이다. 일단 육체에 귀 기울이는 법을 알게 되면, 현재의 자신을 지탱하기 위해 어떤 식으로 정화 방법을 수정해야 하는지 알게 된다. 이 책에 나와 있는 정화 지침을 지키길 바라지만, 그것 역시 지침에 지나지 않는다는 걸 기억하기 바란다. 언제나 몸이 보내는 메시지를 최우선시 해야 한다.

또한 정화가 모든 사람들에게 적합한 것은 아니다. 임신중이거나, 심각한 질환을 앓고 있거나, 의사의 치료를 받고 있는 사람이라면 정화를 시작해서는 안 된다. 따라서 만약 정화에 관심이 있다면 의사와 상담하기 바란다. 약물 치료를 받고 있거나 비타민을 복용하고 있으면, 정화중에도 정상적인 영양 섭취를 계속해야 한다.

정화의 시간이 필요한 이유

나는 음식물을 소화하는 데만도 많은 에너지가 소모된다는 것을 깨달았다. 음식을 너무 많이 먹으면 갑자기 졸음이 몰려오거나 머리가 몽롱해지고 몸에 힘이 쭉 빠지는 것도 다 그런 이유에서였다.

그래서 난 적은 양의 소화가 잘되는 음식을 골라 먹었고 그러자 몸의 에너지를 다른 곳에 쓸 수 있게 됐다. 그때처럼 머리가 맑고, 생각이 명료해지고, 평화로웠던 적은 없었다. 그런 상태가 계속되기를 바랐다. 그처럼 유쾌한 경험을 안겨주는 에너지들을 다시 소화하는 데 쓴다는 것은 상상도 할 수 없었다. 그렇기 때문에 난 평생 그런 식습관을 계속할 수밖에 없었다.

— 클뢰

나는 사람들이 정화를 단식이라고 멋대로 생각할 때마다 놀란다. 정화와 단식은 전혀 같은 게 아니다. 정화 프로그램은 21일 동안 신선한 자연 식품을 먹을 것을 권한다. 건강에 안 좋은 식품들이 우리를 수렁에 빠뜨리듯이, 건강에 좋은 식품은 우리 몸을 정화시켜서 가장 자연스러운 상태로 돌려놓는다. 소화기관을 편안하게 해주는 것은 말할 것도 없다. 정화를 실천하면 소화에 많은 에너지를 소비하는 대신, 우리 몸에 남아 있던 찌꺼기를 제거하고 세포를 젊게 하는 데 에너지를 쓰게 된다.

정화는 독소, 내장에 꽉 들어찬 플라그와 내장에 기생하는 박테리아를 방출시키는 효과를 지니고 있다. 플라그는 이에 끼어 있는 치석과 같다. 하루에 두 번씩 이를 닦는다 해도 입 안에 살고 있는 박테리아와 점액 때문에 어쩔 수 없이 이에는 치석이 쌓인다. 스케일링을 받아서

정화 단계 요약

정화 준비 기간 : 1~2주

준비 기간은 정화에 대비하도록 우리 몸을 준비시키는 과정인 동시에, 정화 과정에서 갑자기 혈류 속으로 방출될지도 모르는 독소에 우리 몸을 적응시키는 과정이다. 이 기간에는 가공 식품, 정제된 밀가루 제품, 카페인, 설탕, 붉은 고기, 우유 등 독성을 유발하는 식품을 먹지 않거나 그 양을 줄인다. 커피에 중독되어 있다면 커피 양을 줄여야 한다. 그게 어렵다면 커피 대신 카페인이 함유된 홍차를 마시다가 엽차로 바꿔 마시면서 점차로 카페인 소비량을 줄이다.

정화 1단계 : 채소와 과일 주간(2~7일)

이 기간에는 간소하고도 소화가 잘되는 음식을 섭취함으로써 독성, 박테리아 등 몸에 안 좋은 찌꺼기들을 방출한다.

정화 2단계 : 곡물과 견과류 주간(2~7일)

전 단계에서 매일 섭취했었던 과일과 채소를 계속 먹는다. 그리고 거기에 가공하지 않은 약간의 곡물과 열매를 함께 먹는다. 단백질과 복합 탄수화물이 충분히 들어 있는 이러한 기본적인 식품들은 일상생활을 유지하는 데 도움을 준다.

정화 3단계 : 단백질 주간 (2~7일)

전 단계 식단에 단백질을 추가하면, 보다 영양이 풍부한 식단이 된다. 이 3단계를 7일 이상 지속하는 사람들이 많으며, 보통 식사 때에도 이 단계를 모델로 이용하는 사람들도 있다.

※ 정화 식품에 대해서는 142쪽을 참고하고, 정화 조리법은 4부를 참고하라.

이의 치석을 정기적으로 제거해주면 웃을 때 인상이 보다 깔끔해 보이는 것처럼, 내장에 쌓여 있는 플라그도 제거해줄 필요가 있다. 물론 내장에 칫솔질을 할 수는 없다. 그 대신 엽록소와 광물질이 풍부한 채소를 많이 먹으면 내장의 플라그를 제거하는 데 도움이 된다. 그래서 정화의 첫 단계가 채소와 과일 주간인 것이다. 이렇게 내장을 깨끗이 한 다음, 그 다음 단계에서 곡물과 단백질을 단계적으로 보충해나가면 세포조직의 재생능력이 높아진다.

여러 가지 음식을 먹는 것보다 간소한 몇 가지 음식만을 먹어야 소화, 흡수, 배설이 잘된다. 이 같은 사실은 음식물의 배합을 통해서도 알 수 있다. 정화의 단계도 음식물 배합 모델을 따른 것이다(5장 음식물 배합에 관한 심층적인 설명 참고). 정화의 각 단계는 대체로 7일을 기준으로 하고, 준비 기간을 빼면 약 21일이 걸린다. 그러나 21일간의 정화 기간을 지키기 어려우면 특별히 7일이나 10일, 또는 14일로 기간을 조정할 수도 있다. 만약 정화 기간을(준비 기간은 제외하고) 10일로 하고 싶다면, 1단계는 하루, 2단계는 이틀, 3단계는 5일로 하면 된다.

정화 과정에 유익한 음식들

옆에 정화 음식물로 선택할 수 있는 리스트가 나와 있다. 간단하게 맛있는 정화 음식을 만드는 조리법은 이 책 제일 뒤에 있는 조리법 파트를 참고하면 된다.

 | 매일매일 영양분을 섭취하는 기쁨

채소

- 녹말이 없는 채소

  셀러리, 근대, 배추, 시래기, 옥수수, 케일, 쪽파, 상추, 아스파라거스, 청경채, 브로콜리, 콜리플라워, 민들레과 채소, 미스티칸자, 겨자수채, 아루굴라

- 녹말이 적게 들어 있는 채소

  토마토, 미나리, 배추, 양파, 완두콩, 붉은 양배추, 표고버섯, 새싹 (해바라기, 클로버, 무), 깍지콩, 페포호박, 겨자채, 소렐

- 녹말이 함유된 채소

  사탕무, 감자, 우엉, 무, 당근, 순무, 셀러리 뿌리, 고구마, 참마, 서양호박, 파스닙

- 해초

  다시마, 톳, 홍조류, 김, 미역

과일

- 냉동 과일 또는 가공하지 않은 과일

  사과, 참외, 살구, 천도 복숭아, 바나나, 복숭아, 배, 체리, 자두, 포도, 산딸기, 키위, 딸기, 망고, 블랙베리, 크랜베리, 파파야

• 말린 과일

살구, 무화과, 건포도, 천도 복숭아, 대추, 파파야

곡물류, 씨앗류, 견과류

• 곡물류

쌀, 현미, 기장, 메밀, 퀴노아 ➡ 선택 사항 : 떡, 자스민 쌀

• 씨앗류(날 것 또는 말려서 볶은 것)

해바라기, 참깨

• 견과류(날 것 또는 말려서 구운 것)

아몬드, 호두

단백질과 기름

• 단백질

두부, 계란, 된장국, 생선(대구, 북 대서양 산 대구, 연어, 정어리, 민물 돔, 송어, 참치 등), 콩류(팥, 검은콩, 캐넬리니, 병아리콩, 리마콩), 아보 카도

• 기름

엑스트라버진 올리브 오일, 정제하지 않고 볶아서 짠 참기름, 아 마유

양념과 음료수

- 양념

  검은 후추, 레몬, 마늘, 라임(감귤류의 일종), 생강 향신료(아니스, 생
  강 열매, 고춧가루, 계피, 커민 등), 약초(신선한 것 또는 말린 것 : 바질,
  세이지 잎, 로즈마리, 타임, 커리앤더, 파슬리, 딜), 소금, 액체 아미노산

- 음료수(차가운 것은 제외)

  엽차, 허브차(생강, 감초, 페퍼민트 등), 신선한 물(따뜻한 물, 레몬 주스)

정화 과정에 도움이 되는 보조식품

정화 과정을 촉진시키는 제품들은 많다. 여기서는 정화 과정을 촉
진시키는 보조식품들을 소가하려고 한다. 그러나 이것에만 의존하지는
말아야 한다. 정화를 하는 독적은 영양분이 많은 음식물을 선택하도톡
훈련하고, 그것을 통해서 몸의 자연적 치유능력을 증진시키고, 새로운
방법으로 음식을 섭취하도록 하는 데 있다. 만약 보조식품에만 의존하
면 몸을 항상 균형 있게 유지하기 위해 꼭 알아야 할 것들을 배우지 못
하게 될 것이다.

여기 나와 있는 민들레 뿌리 팅크제, 대장 정화제, 비피더스와 같
은 보조식품들은 몸이 더 빠르게 독성을 제거하고 건강한 세포를 만들
도록 도와줄 것이다.

민들레 뿌리 팅크제(Dandelion root tincture) _ 간의 주요 역할 중 하나
는 피를 여과하는 것이다. 그렇기 때문에 그동안 간에 축적된 독소를

빼주는 게 정말 중요하다. 민들레, 로켓, 케일, 대파 등 초봄에 자라는 맛이 쌉쌀한 녹색의 채소는 간의 정화 작용을 북돋아준다. 그리고 이런 채소를 먹으면서 민들레 뿌리 팅크제를 마시면 간을 더욱 깨끗하게 할 수 있다. 이 팅크제는 정화 작용을 하는 쓴맛의 푸른 채소보다 더 강력하게 간을 정화시켜준다. 팅크제는 식물에서 추출한 농축액으로, 차나 물에 섞어서 묽게 마실 수 있다. 민들레 뿌리 팅크제나 민들레 뿌리, 우엉과 쐐기풀, 또는 그 중 하나를 함유한 팅크제를 마셔도 된다. 이것들 대부분은 건강 식품점에서 쉽게 구입할 수 있다.

대장 정화제(Colon Cleanser) _ 섬유소나 약품을 이용해서 대장 내 독소를 신속하게 제거할 수 있다. 실리움*psyllium* 껍질, 아마 씨, 트리펄라, 느릅나무 껍질, 노란 감귤 껍질, 생강 뿌리, 엽록소 등이 들어 있는 제품이 좋다.

비피더스(Probiotic) _ 마지막으로 비피더스 균이 들어 있는 식품을 추천한다. 비피더스 균은 소화관에 건강한 박테리아를 증진시키는 능동적인 배양균이다. 시중에서는 비피더스가 첨가된 유제품이나 프리마도필루스*primadophilus* 제품을 구입할 수 있다. 그러나 비피더스 첨가 영양제를 먹을 때는 반드시 캡슐에 들어 있는 것을 골라야 한다. 그래야 균이 위산에 죽지 않고 곧바로 내장으로 들어갈 수 있다.

소화력을 계속 증진시키다

정화는 몸을 차갑게 하는 효과가 있다. 채소 섭취가 증가하고 동물

단백질, 지방, 복합 탄수화물의 섭취를 현저하게 줄이거나 제거하면 당연히 몸은 평소보다 더 차진다. 이것은 다시 말해 정화 기간에는 쉽게 한기를 느낄 수 있다는 소리다. 그래서 이때에는 특별히 더 주의를 기울여 내장의 열이 빠져 나가지 않도록 해야 한다. 온기는 소화를 돕지만 차가운 기운은 이를 방해한다. 내장의 열을 유지하면 할수록 그만큼 소화는 잘되며, 정화를 통해 얻을 수 있는 이득도 많아진다. 바로 아래에는 내장의 열을 유지할 수 있는 몇 가지 방법이 나와 있다.

기름 _ 최근 지방에 대한 평판은 아주 나빠졌다. 사람들은 지방을 드러내놓고 혐오한다. 그래서 나를 찾아왔던 사람들은 내가 올리브 오일과 아마유를 많이 먹으라고 하자 무척이나 놀라워했다. 그러나 우리 몸은 지방도 필요로 한다. 적절히 활동하기 위해서는 지방산이 필요한 것이다. 튀긴 음식과 정제돈 밀가루 제품을 적게 먹거나 아예 먹지 않으면서 좋은 기름을 섭취하면 건강은 더 좋아진다. 고품질의 기름과 올리브 오일, 아마유, 캐놀라유, 참기름, 아보카도, 아몬드, 호두, 참깨 같은 식물성 기름으로부터 지방을 적절히 섭취하면, 탄수화물을 과도하게 섭취하고자 하는 욕망은 현저하게 줄어든다.

기름은 내장의 열을 유지하고, 따뜻하고 보호받는다는 느낌을 전해준다. 따라서 다소 감정상태가 불안하다거나 마음이 약해졌다는 생각이 들면, 채소를 볶거나 생선, 두부를 요리할 때 기름 양을 늘려도 좋다. 정화 기간 중에는 소량의 아마유와 엑스트라버진 올리브 오일을 사용하는 게 좋다(그러나 반드시 냉압 추출법으로 짜낸 올리브 오일을 써야 한다). 기름을 얼마나 섭취하느냐는 기후와 개인적인 사정에 따라 다르다. 기후가 추우면 추울수록 필요한 기름 양은 그만큼 많아진다. 이와 마찬가지로 날씨가 따뜻할 때 정화를 한다면 자연히 기름을 덜 섭취하게 된다.

차를 마셔 신체 내부를 따뜻하게 유지한다 _ 정화할 때는 하루에 적어도 8~10컵의 물을 마셔야 한다. 뜨겁거나 따뜻하거나, 실내 온도와 비슷한 허브차, 엽차나 물을 마신다. 정화를 할 때는 여름에도 뜨겁거나 따뜻한 물을 마셔야 한다. 왜냐하면 정화 기간 중에는 최대한 음식을 잘 소화시키고, 영양분을 잘 흡수해야 하기 때문이다. 소화관이 따뜻해야만 이 활동들이 가장 잘 이루어진다. 배 아플 때 당신은 얼음물을 마시는가? 아니면 따뜻한 물을 마시는가? 따뜻한 물이 찰랑찰랑 담긴 컵을 손에 들고 있으면 위안을 받는 듯한 느낌이 든다. 그것은 실제로 몸을 더 부드럽게 해주기도 한다. 그러나 찬 것은 위를 놀라게 하고 소화액 분비를 중단시켜 소화 자체를 지연시킨다. 그래서 정화 기간에는 실내 온도와 비슷하거나 뜨거운 액체만을 마셔서 소화관을 따뜻하게 해줘야 한다.

집에 있을 때면 나는 주전자를 하루 종일 난로 위에 올려놓는다. 아침에 일어나 맨 먼저 하는 일은 주전자를 난로 위에 올려놓는 일이고, 잠자리에 들기 전에 하는 일은 그 주전자를 치우는 일이다. 누가 나를 찾아오면 일단 나는 차 한 잔을 대접한다. 나 역시도 수시로 차를 마신다. 김이 부드럽게 피어오르는 따뜻한 차 한 잔만큼 우리에게 영양분을 공급해주는 것은 없다. 그러나 대부분의 사람들은 차가운 음료수를 좋아한다. 추운 겨울에도 680g짜리 아이스 커피를 마신 다음 또 얼음처럼 찬 다이어트 콜라를 마시는 것으로 하루 일과를 시작하는 사람들도 있다.

서늘하거나 추운 계절은 물론, 정화 기간 동안, 아니 연중 신체의 온기를 유지하는 일은 아주 중요하다. 나는 여행할 때도 항상 따뜻한 차를 마시고, 일할 때는 진흙으로 만든 아름다운 잔에 차를 부어 마시고, 밤에는 재미있는 책을 읽으며 페퍼민트 차를 마신다. 더운 차를 마시는 것은 나의 중요한 하루 일과다.

정화를 결심하다

나는 정화를 통해 나를 돌다본다. 얼마나 종종 우리는 1년에 14일 혹은 21일 동안 예전에 누렸던 것을 포기하는가? 그러나 사실, 실제로 포기한 것은 아무것도 없다. 이것이 중요하다. 자신의 모든 불순물을 정화하겠다는 약속을 하면, 이제껏 알지 못했던 다른 가능성이 나타난다. 나는 내 속에 과거에 느끼고 있었던 것보다 훨씬 많은 에너지가 들어 있다는 것을 깨달았다.

— 드류

왜 지금 정화를 하고 싶은가?

우리는 우리 삶의 여러 부분을 충분히 관리하고 통제할 수 있다. 그러나 음식물에 관한 일이라면 얘기가 달라진다. 가장 신중하고 책임감이 강한 사람일지라도 먹는 것을 앞에 두고는 자제력을 잃는 것 같다. 우리들에게 음식물은 아킬레스건이다. 사전에서 음식물이라는 단어를 찾으면 '생명을 부지하기 위해 섭취하는 영양분' 이라고 나와 있지만 사실 음식을 순전히 육체를 위한 것이라고 하기에는 무리가 있다. 오늘날에는 음식에 사회적인 그리고 개인적인 의미가 담겨 있다. 어린 시절, 가족관계, 대인관계, 자존심, 자기 확인, 감정, 건강 같은 것들이 이 음식이라는 수수께끼 속에 미묘하게 얽혀 있다. 음식 이외에 이처럼 다양한 의미를 포함하고 있는 게 있는지 나는 모르겠다. 이러하니 음식을 못 먹게 되면 사람들이 그렇게 벌컥 짜증을 내거나 안절부절 못하는 것도 당연한 일이다.

정화는 일종의 고행일 수 있으며 그것을 완성하기 위해서는 헌신이라는 덕목이 필요하다. 정화를 왜 시작하고 싶은지 그 동기가 분명하면, 과정에 더욱 헌신하게 되고 정화 과정을 더욱 신뢰할 수 있게 된다. 물론 동기가 분명한 사람이라도 몇 주일 동안 커피를 마시지 말라는 주장에 대해서는 일말의 의구심을 가질 수도 있다. "내가 커피를 마시지 않고도 제대로 생활할 수 있을까?", "커피를 마시지 않는 나는 누구일까?" 어떤 여행이든지 두려움이 따르게 마련이지만 익숙하지 않은 자신의 내부를 탐험하는 여행이라면 더욱 더 그럴 것이다. 그러나 무섭다고 중단하면 안 된다. 변화에 대한 열망을 부추기고 정화를 하는 중에 영양분을 충분히 공급받을 수 있다고 믿어라.

드류가 말한 것처럼, 정화는 우리에게 무엇인가를 포기하라고 요구한다. 처음에는 익숙한 것, 편리한 것, 편안한 것을 버리는 것 같다고 생각할 수도 있다. 그러나 결국에는 깨닫게 될 것이다. 음식물을 제한하는 것은 정화의 첫번째 단계에 지나지 않는다는 것을. 정화는 낡은 자만심, 케케묵은 습관과 생활방식을 버리고 더욱 참된 자아로 돌아가

 매일매일 영양분을 섭취하는 기쁨

는 기회다.

정화는 사람에 따라서는 엄격한 고행이 될 수도 있기 때문에 자신이 왜 정화를 하려고 하는지에 대해 솔직해야 한다. 왜 지금 정화를 시작하려 하는가? 왜 지금인가? 어쩌면 경고음이 점점 크게 들려서 정화를 결심한 것일 수도 있다. 비만, 불면증, 소화불량, 불안 등의 신체적인 신호를 더 이상 무시할 수 없어서인지도. 어쩌면 지금의 모습이 참된 자신의 모습과 다르다고 생각했기 때문에 영혼의 목소리를 받아들인 것일 수도 있다. 틀림없이 훈련은 삶의 모든 영역에서 하나의 끈질긴 도전이 될 것이고 당신은 자신에 대해 보다 더 책임을 지는 방식으로 살고 싶어 할 것이다. 직업을 바꾸려고 할 때, 학교로 다시 돌아갈 것을 결심할 때, 사람들과 새로운 관계를 맺을 때 등 삶에서 변화를 꾀할 때 정화는 당신에게 강하고 안정적인 에너지를 주는 도구가 될 것이다. 시간을 갖고 정화를 하고 싶은 이유를 스스로 생각해보길 바란다. 무엇을 버리고 싶은가? 자신의 어느 부분을 강화시키고 싶은가? 삶의 어떤 부분을 치유할 필요가 있는가?

연중 어느 때 정화하기에 가장 좋은가?

정화를 시작하는 데 가장 좋은 시기는 계절이 바뀔 때다. 봄과 가을이 가장 이상적이다. 봄과 가을은 새로운 것을 시작하기에 적절한 시기다. 나는 여름에 정화를 하는데, 그때가 가장 여유롭고 날씨도 따뜻하기 때문이다. 정화를 여름에 하건 겨울에 하건 상관없지만 중요한 것은 개인에게 가장 잘 맞는 계절이 있다는 것이다. 원기를 많이 나게 해주는 계절이 따로 있다는 뜻이다. 그러나 나는 추운 계절에 정화를 시작하는 것은 별로 권하고 싶지 않다. 물론 한참 추울 때 가장 생기발랄해지는 사람들이 있긴 하지만 겨울은 정화를 하기에는 너무 추우며, 자칫 잘못하면 몸의 균형을 잃을 수도 있기 때문이다.

봄 : 암흑에서 광명으로 나오다 _ 여러 달 어둠과 불모의 계절을 겪고 나면, 봄은 더욱 반가운 법이다. 생명은 오랜 겨울잠을 자고 난 후에 신비스럽게 다시 나타난다. 봄은 전적으로 정화를 위한 시간이다. 그것은 어둠을 뚫고 나왔기 때문에 겨우내 쌓인 여분의 껍질을 벗기고 우리 몸에 활기를 불어 넣어주고 싶어 한다. 봄에 나는 새싹들은 우리에게 생기 넘치는 삶을 꿈꾸게 한다.

한의학에 따르면, 봄에는 간(肝)의 작용도 가장 활발해진다고 한다. 봄철에 간에서 독기를 빼주고 정화해주면 소화관의 활동과 세척 과정도 활발해져서 결국 새로운 몸을 만드는 데 일조한다. 봄에 먹는 채소들은 맛이 씁쓸한 것들이 많은데, 그것들은 소화관 내 묵은 것들을 쏟아내는 걸 도와준다. 봄이 와서 모든 것이 새로워졌다는 느낌을 전해준다. 그러나 추운 지방에서 살기 때문에 쉽게 몸에 찬 기운이 도는 사람이라면 봄에 정화하는 것은 그다지 좋지 않다.

여름 : 햇빛이 비치는 찬란한 날 _ 여름철에는 당연히 신선하고 가벼운 음식물을 먹고 싶다는 욕망이 생긴다. 시장에서도 지역 농산물을 더 많이 볼 수 있다. 날씨가 덥고 해가 길어지는 이 계절에는, 정화 활동을 하기가 매우 쉽다. 야외에서 마음껏 활동할 수 있고 일을 쉬고 휴가를 떠날 수도 있다. 여름은 내가 가장 좋아하는 정화 시기다. 나처럼 햇볕

에 의지해 온기를 구하고 기분 전환을 하는 사람이라면, 여름을 이상적인 정화 계절로 삼을 수 있다.

가을 : 수확물을 거두어 들이다 _ 과일이 풍부한 추수철 역시 정화하기에 더 없이 좋은 계절이다. 도시 중심지에서도 신선한 과일과 지역 농산물을 손쉽게 구할 수 있으며, 무엇보다도 과일과 채소의 종류가 다양하다. 학교 일정에 맞춰 생활하는 대부분의 사람들에게는 가을은 새로운 노력을 위한 시기로 여겨질 것이다. 만약 당신도 그러하다면 새로운 가능성의 에너지를 이용해서 가을 정화를 해보도록 한다. 가을 정화를 하기로 했다면, 날씨가 너무 추워지기 전인 10월 중순 또는 하순을 넘기지 말고 정화를 끝내도록 해야 한다.

정화를 하기 전에 준비해야 할 것들

정화를 시작하기 전

- 친구, 협력자, 배우자, 친척, 동료 등 누군가와 함께 하는 정화에 대해 생각해보라. 정신적이고 실제적인 지원이 있으면, 정화 과정을 견뎌내기가 더 쉽다. 정화를 함께 할 만한 친구가 있는지 확인해보라.
- 전적으로 자신만을 돌볼 수 있을 때 정화 계획을 세워야 한다.
- 은신처 같은 환경을 만든다. 준비하고 조절하고 먹고 깊은 인식의 눈으로 자신을 들여다 볼 수 있는 공간과 시간을 위해 계획

을 세운다.

- 처음에는 정화를 짧게 해본다. 신체적으로, 정서적으로, 정신적으로 정화를 받아들일 수 있는지 알아보기 위해 일단 짧은 기간 동안 해본다. 예를 들어, 3일 동안 정화를 할 수 있다. 3일간의 정화를 마친 후 느낌이 좋으면, 4일간 더 계속하여 7일 동안 한다. 어떤 느낌이 드는지에 정신을 집중한다.

혼란스러운 것들을 제거한다

정화를 준비하기 전에 집이나 아파트를 깨끗이 한다. 방에서 불필요한 것들을 없애고, 쓰레기를 버리고, 손이 닿기 어려운 곳을 구석구석 깨끗이 청소한다. 청소를 하면서 기분이 얼마나 좋아지는지 느껴본다. 이러한 일을 하는 이유는 외부 환경이 내부 행복에 엄청난 영향을 미치기 때문이다. 나는 언제나 매년 봄이 되면 우리 집에서 밖으로 버려지는 상자와 물건더미들을 보고 놀라곤 한다(가장 먼저 드는 의문은 그 모든 것들이 어디서 왔냐는 것이다). 집안에 있는 이 쓸데없는 것들은 물리적으로나, 정신적으로나, 정서적으로 엄청난 공간을 차지한다.

정화 과정은 모든 면에서 필요 없는 것들을 밖으로 방출하는 과정이다. 집에서 더 이상 필요치 않은 물건들을 내다 버림으로써 정화의 경험을 심화할 수 있다. 이렇게 물리적 환경을 깨끗이 하면, 그것은 몸을 가볍게 하고 자신의 내부에서도 필요 없는 것들을 방출하게끔 기운을 북돋운다.

정화를 시작하기 전에 시간을 들여 집안과 일터에 있는 모든 혼란스러운 것들을 없애라. 낡은 옷가지들, 장난감, 책, 가구들을 모아 인근

자선 단체나 보호 시설에 기증하라. 집안 청소는 정화를 준비하는 훌륭한 방법이다. 그것은 정화가 자신에게 중요하며, 다가오고 있는 새로운 삶을 위한 공간을 만들겠다는 의지를 스스로에게 보이는 것이다.

은신처 같은 환경을 만든다

명상을 위한 은둔, 생활을 단순하게 하는 것, 산만한 것을 없애고, 자신이 실제로 누구인가 하는 문제에 관심을 기울이는 것이 바로 정화 활동이다. 정화를 준비하는 시기에는 생활 속에서 부딪힐 수 있는 외부의 자극을 주의해서 받아들여야 한다. 매일 텔레비전을 시청하고, 음악을 들으며, 전화를 하고, 컴퓨터를 사용하고 신문을 읽으면서 보내는 시간이 얼마나 많았는지 생각해보자. 자신과 더불어 조용히 지내는 시간을 더 많이 갖기 위해서는 이러한 외부적 자극을 점차 줄여야 한다.

만약 정화를 인식을 위한 훈련의 한 과정으로 생각할 수만 있다면 당신은 당신의 초점이 내부로 향할 때 행동이 더 느긋해지고 감각이 더 예민해지는 것을 깨달을 수 있을 것이다. 집에 성스러운 공간을 마련하고 조용히 지낼 수 있는 여유시간을 마련해서 자신에게 주어진 이 귀중한 선물을 계속 누려라. 정화 기간 중에는 솔직해질 뿐만 아니라 예민해지고, 감정적으로 취약해지게 될 것이므로 미디어 프로그램과 오락물을 시청할 때 매우 신중을 기해야 한다. 폭력이 난무하거나 지나치게 자극적인 영화, TV 연애물, 강렬한 감정을 일으키는 책은 가까이 하지 않는다. 그 대신 독창적인 사고를 넓혀본다든지 명상, 글쓰기를 하거나 자연 속에서 휴식을 취하거나 영감을 주는 책을 읽거나 단순하게 쉬면서 시간을 보내도록 한다.

예절을 갖춰서 식사를 하면 음식물에서 더 많은 영양분을 흡수할 수 있다. 음식을 먹을 때 의식적으로 감사하는 마음을 가지면 먹는 것이 즐거워진다. 다음 몇 가지를 시행해보자.

- 먹을 때는 먹는 일에만 전념한다. 책상에서, 차 안에서, 텔레비전 앞, 소파 위에서 먹는 것을 피한다.
- 식탁에 멋진 테이블보를 깔고, 냅킨, 생화, 촛불을 준비한다.
- 매번 식사하기 전에 할 축도(祝禱)를 준비하거나 즉석에서 짓는다.
- 먹기 전에 잠시 조용히 앉아 마음을 가라앉히고, 몸과 마음을 열어 음식물의 영양분을 충분히 받아들인다.
- 음식을 천천히 잘 씹어 먹으면서, 먹고 있는 음식물의 향기와 맛과 성질을 잘 음미한다.
- 배가 찬 듯싶으면 먹기를 중단하여 위에 여유를 남겨 놓는다.

운동과 몸 솔질

우리 몸 중에서 체내에 쌓여 있는 독성을 배출하는 가장 큰 기관은 바로 피부다. 피부는 땀을 통해서 자연적으로 몸 안의 독소를 배출한다. 따라서 정화를 시작하기 전에 걷기, 조깅, 수영, 요가, 자전거 타기 같은 활동을 정기적으로 해 몸 안의 독소를 배출하는 게 좋다. 그러고 나면 실제로 정화 과정에 들어갔을 때 더 많은 효과를 볼 수 있다.

독소를 방출하는 또 다른 효과적인 방법은 매일 몸을 솔로 문지르는 것이다. 그러면 림프샘이 자극을 받아 모공을 통한 독소 방출이 원활해진다. 이 자극적인 운동을 하루에 5분씩 하라. 목욕탕에 들어가기 전이나 사우나에 들어가기 전에 혹은 도중에 솔질을 할 수도 있다. 솔질을 할 때는 수세미 스펀지, 손잡이가 긴 천연 강모 브러시 또는 수건을 사용하면 된다. 이런 도구가 하나도 없으면 손으로 해도 좋다.

먼저 발과 발목을 문지른다. 그런 다음 다리 전체를 길게 쭉쭉 문지르고 그 다음 배를 문지르고 허리부분을 문지른다. 그리고 림프샘이 있는 허벅지 안쪽을 특별히 주의 깊게 문지른다. 그런 다음 양손과 팔목, 어깨, 가슴을 천천히 문지른다. 목, 귀, 팔뚝의 살을 빠짐없이 솔질한다. 말초부위에서부터 시작해 몸 중심을 향해 가면서 천천히 솔질을 한다. 이렇게 하면 배설이 원활해져서 독소가 빠져나가게 된다.

장보기

우리가 먹는 식료품 대부분은 부패하기 쉽기 때문에 3~4일마다 적은 양의 신선한 농산물을 사는 게 좋다. 내가 아는 많은 사람들이 정화를 시작하자마자 자연 식품을 파는 마트로 달려가 정화 식품 목록에 있는 채소와 과일을 몽땅 사 가지고 와 집 냉장고에 밀어 넣는다. 그러나 이 먹음직스런 농산물의 반은 먹기도 전에 썩어버린다. 이러한 소동을 치르고서야 사람들은 이렇게 한꺼번에 음식을 사다 놓을 필요가 없다는 걸 깨닫는다. 고객들 중 대부분은 먹을 게 충분히 없을 거라고, 채소와 과일만으로는 살 수 없을 거라고 걱정한다. 과도한 쇼핑은 이런 걱정에 대한 반응이다. 물론 필요한 식품의 양이나 종류를 잘 알게 될 때까지는 부족한 것보다는 넉넉히 사두는 게 더 낫다.

농산물을 살 때는 가능하면 자연 농산물을 사도록 노력하라. 생명력이 가장 많은 농산물을 골라야 한다. 일반적으로, 과일과 채소는 작을수록 진한 생명력을 가지고 있다. 작은 과일에는 즙이 더 많이 응축되어 있기 때문에 더 맛있다. 그러나 이런 조언은 우리 문화에 위배되는 것이다. 우리는 무조건 큰 게 더 좋다는 믿음 속에서 자랐기 때문이다. 하지만 눈을 너무 믿어서는 안 된다. 크기가 다른 농산물들을 먹어보고 맛을 스스로 판단해야 한다.

정화 준비 기간 : 1~2주

아침 식사 _ 신선한 채소 주스 또는 막 짜낸 포도 주스를 마시는 것으로 하루를 시작한다. 주스를 마시고 나서 20분 동안 휴식하면서 어떤 식품이 현재 자신에게 가장 좋을지를 생각해본다. 그런 후 제철 과일, 요구르트 또는 바닐라 요구르트, 따뜻한 우유를 부은 시리얼 한 사발, 계란을 먹는다.

점심 식사 _ 점심으로 단백질(두부, 생선, 칠면조, 닭고기, 콩)이나 잡곡밥(쌀, 퀴노아, 기장)을 곁들여 싱싱한 채소 요리, 수프를 먹는다.

저녁 식사 _ 만찬은 점심과 비슷하게 단백질(두부, 생선, 칠면조, 닭고기, 콩)이나 잡곡밥(쌀, 퀴노아, 기장)을 곁들여 싱싱한 채소 요리, 영양가 있는 수프와 볶은 채소를 많이 먹는다.

간식 _ 요리한 채소 또는 생채소, 아몬드, 헤이즐넛, 호두, 아몬드
버터를 바른 떡, 요구르트, 생과일 또는 말린 과일을 먹는다.

수분 _ 허브차나 생수를 따뜻하게 데워 하루에 8~10잔을 마신다.

주의사항 _ 먹고 있는 음식물과 음료수를 면밀히 살핀다. 음식을 먹
으면서 먹는 이유, 먹는 대상, 먹는 양에 주의를 기울인다. 번거롭지 않
다면 정화 기간 중 관찰 사항과 생각을 기록한다.

실제로 정화를 시작하기 몇 주일 전부터 음식물의 종류를 서서히
바꾸어 여유롭게 정화를 시작한다. 적어도 정화를 시작하기 1~2주 전
에는 가공된 식품, 청량음료, 정제된 밀가루 제품, 낙농제품, 육류, 백설
탕, 술, 카페인을 먹지 않거나 섭취량을 줄인다. 곧바로 정화를 시작하
면 몸이 큰 충격을 받을 수 있고, 갑자기 방출되는 독소로 인해 정화 반
응이 격렬해질 수 있으므로 주의한다. 만약 이러한 준비 기간 없이 이
미 정화를 시작했다면 음식물 배합 모델을 참고해서(112쪽 참고) 소화
하기 쉬운 음식부터 섭취한다.

독소를 만들어내는 음식물 대신 좀더 단순하고 순수한 음식물을
섭취하면, 처음에는 체내에 쌓여 있던 독소들이 혈류 속으로 방출돼 몸
여기저기를 돌아다니게 된다. 이때 신체와 감정은 격렬한 반응을 나타
낸다. 준비 기간이 중요한 이유도 바로 여기에 있다. 이러한 반응은 정
상적이지만 견디기가 쉽지 않기 때문에 그 반응을 완화시키기 위해서
정화를 시작하기 몇 주 전부터 준비 기간을 갖는 것이다.

이 기간 동안에는 부엌, 냉장고, 찬장, 식품 저장실을 깨끗이 정리

한다. 냉장고 선반의 안쪽에는 오래된 음식물들이 가득 담긴 용기들이 쌓여 있을 것이다. 자, 이제 용기를 내서 곰팡이가 슬어버린 소스들, 썩은 음식물들을 모두 내던져버려라. 내용물이 반이나 남은 채 오랫동안 냉동실에 있었던 아이스크림 통을 과감히 쓰레기통에 던져버려라. 냉동 베이글, 치즈를 친 마카로니, 비스킷, 과자, 콘칩 등 정화 기간 중에 당신을 유혹할지도 모를 식품들도 과감히 버려라. 만약 친구와 같이 살고 있다면, 냉장고의 구역을 나눠 정화 식품과 그렇지 않은 식품을 넣어두는 것이 좋다.

음식을 이용해 효과적으로 정화 활동을 할 수 있도록, 자신만의 시간을 더 가질 수 있도록 가족들에게 양해를 구한다. 가족들에게 자신의 계획을 알려주고 적절하게 도와달라고 요청한다. 물론 정화 계획을 말할 때 일방적으로 자신의 의견에 동의하라고 할 수는 없다. 적절한 합의점을 찾아야 한다. 차분하게 자신의 의도를 설명한다. 그리고 가능하면, 친구들 혹은 동료들과의 식사 횟수를 최소한으로 줄인다. 이미 생각해놓았던 정화 기간과는 상관없이 이러한 지원을 받는 것은 당신에게 꼭 필요하다.

정화 1단계 : 채소와 과일 주간(2~7일)

- 아무렇게나 배합한 채소
- 혼자 먹을 분량의 과일

일어났을 때 _ 물 230g을 마셔서 대장을 청소하고, 이어 비피더스 첨가 요구르트(146쪽 참고)를 먹은 다음 다시 230g의 물이나 신선한 채소 주스를 마신다.

아침 식사 _ 살짝 익힌 채소나 과일 하나, 민들레 뿌리 팅크제 하나를 먹는다(145쪽 참고). 민들레 뿌리 팅크제가 없다면 쓴맛이 나는 채소를 즙을 내서 한 컵 마신다.

제안 소량의 건포도와 함께 배, 사과, 바나나 한 조각씩을 먹는다. 혹은 계피를 넣고 찐 사과를 먹는다. 주의가 산만해지거나 정신이 흐리거나, 과일을 먹은 다음 곧 기운이 빠지는 느낌이 나면 아보카도 조각을 곁들인 해시 브라운(275쪽 참고) 같은 음식을 아침 식사로 먹는다.

점심 그리고 저녁 식사 _ 채소 수프, 싱싱한 샐러드와 여러 가지 채소 요리를 먹는다. 채소는 생으로 먹을 수도 있고, 쪄서, 살짝 튀겨서, 구워서, 볶아서도 먹을 수 있다. 민들레 뿌리 팅크제나 쓴맛이 나는 채소 즙을 함께 마신다.

간식 _ 요리했거나 요리하지 않은 생채소, 해초, 신선한 과일 또는 말린 과일, 필요할 경우에는 쌀떡을 먹는다.

수분 _ 허브차, 생수 등 뜨겁거나, 따뜻하거나, 미지근한 마실 것을 하루에 8~10잔씩 마신다.

주의사항 _ 모든 감각을 연 채로 식사를 준비한다. 재료를 씻고, 자르고, 휘저어라. 재료의 냄새, 색, 촉감, 모양에 주의를 기울인다. 식품에 열을 가하고, 찌고, 끓이고, 구울 때 냄새가 어떻게 흩어지고, 색깔과 성질이 어떻게 변하는지 살펴보자. 특히 음식을 맛볼 때 모든 감각을 통해서 음식물의 영양분을 흡수한다.

※ 142쪽 정화 식품과 4부 정화 조리법을 참고한다.

정화 기간 중에는 소화가 잘 되고 배설에 도움이 되는 영양분 많은 음식물을 먹는다. 그 외에도 에너지를 가장 많이 공급해주고 독성이 가장 없는 음식을 먹는다. 몸의 균형을 유지해주면서도 가장 많은 에너지를 공급해주는 식품은 푸른 잎이 달린 엽록소가 많은 채소, 영양가 있는 뿌리채소와 해초다. 이런 식품들은 정화 기간 중에 중요한 식품군이 된다. 그렇다고 해서 매일 샐러드만 먹으라는 뜻은 아니니 걱정할 필요는 없다. 정화중에는 자유롭게 채소를 먹어라. 다만 전분을 함유하고 있는 뿌리채소와 푸른 잎이 달린 채소를 균형 있게 섭취해야 한다.

케일, 크레송, 근대, 시래기, 수경채 등 푸른 잎이 많은 채소는 엽록소를 가장 많이 함유하고 있다. 잎이 푸르면 푸를수록 더욱 좋다. 이런 채소들에는 섬유질이 많이 함유되어 있어서 몸에 축적돼 있는 찌꺼기들을 배설하게 도와준다. 엽록소 역시 내장에 있는 독소를 해독하고 피를 맑게 한다. 이외에도, 정화에 중요한 기타 식품으로는 미네랄이 풍부한 뿌리채소와 해초가 있다. 칼슘, 나트륨, 마그네슘과 철분은 우리 몸이 최적의 상태에서 기능하게끔 도와준다. 현대인들이 하루에 소비하는 음식물에는 미네랄이 매우 드물게 들어 있기 때문에 이 중요한 영양분을 비타민으로 섭취하는 사람들이 매우 많다. 그러나 정화 기간 중에는 뿌리채소와 해초처럼 미네랄이 풍부한 식품들을 섭취해야 한다. 이처럼 맛있고 건강에 좋은 채소를 모르고 있었다면 필히 맛봐야 한다.

채소는 무제한으로 먹어도 괜찮지만, 과일은 조심할 필요가 있다. 달고 즙이 많은 과일은 참으로 신이 내린 선물이다. 이 달콤한 기쁨을 완벽하게 거절하라는 뜻은 아니다. 단지 너무 급격하게 몸이 정화되는 것을 막기 위해서 과일 섭취량을 조절해야 한다. 과일은 빨리 소화되기 때문에(거의 20~30분 사이에 소화가 된다), 정화 과정을 촉진시키는 경향이 있다. 이것은 이점으로 브일 수도 있지만 너무 빨리 정화 과정이 진행되는 것은 좋지 않다.

해독이 너무 빨리 되면 당황스러울 뿐 아니라 괴롭기도 하다. 득소가 갑자기 빠르게 혈류 속으로 방출되면, 두통, 구역질, 근육통, 흥분 등의 반응이 나타날 수 있다. 이런 반응은 정화 과정에서 일어나는 정상적인 것들이지만, 정화 초기 단계에서는 그 강도를 조절하는 게 좋다. 몸이 변화된 소화 시간에 적응하도록 말이다. 따라서 과일은 하루에 섭취하는 음식 양의 20% 정도만 섭취한다. 얼마만큼이 적절한 양인지 모르겠다면 이 말을 계속 상기하자. '넘치는 것보다는 모자라는 게 낫다.'

정화 2단계 : 곡물과 견과류 주간(2~7일)

- 어떤 채소와도 함께 먹을 수 있는 곡물
- 어떤 채소와도 함께 먹을 수 있는 식물의 씨 또는 나무 열매

• 곡물, 식물의 씨와 나무 열매는 따로따로 먹어야 한다.

일어났을 때 _ 물 225g을 마셔 대장을 세척하고, 비피더스 첨가 요구르트(146쪽 참고)를 마신 다음 다시 물이나 채소 주스 225g을 마신다.

아침 식사 _ 살짝 데친 채소나 요리한 곡물 또는 과일 하나를 먹고, 민들레 뿌리 팅크제(145쪽 참고)를 곁들인 차 한 잔을 마신다. 민들레 뿌리 팅크제가 없다면 쓴맛이 나는 채소를 즙을 내서 한 컵 마신다.

제안 정화하는 중에 아침 식사로 매일 같은 음식을 먹는 사람들이 있는데, 식사 시간을 보다 즐겁게 만들기 위해서는 메뉴에 변화를 주는 게 좋다. 아니면 활기를 가져다 주면서도 질리지 않는 음식을 선택해 정화 기간 중에 계속 먹는다. 채소와 곡물 요리 두 가지를 함께 먹거나 이 중 한 가지만 다르게 조리해서 먹어본다. 예를 들어, 영양가 있는 채소 수프와 밥을 먹는 것으로 아침 식사를 마칠 수도 있다.

점심 그리고 저녁 식사 _ 곡물 또는 구운 채소, 찐 채소, 채소 수프, 신선한 샐러드를 먹고, 민들레 뿌리 팅크제를 곁들인 차나 쓴맛이 나는 채소즙을 함께 마신다.

제안 전분을 함유한 채소와 곡물을 함께 먹지 않는다. 예컨대, 구운 호박과 쌀밥을 동시에 먹지 않도록 한다. 점심에 곡물을 먹기로 했다면 작은 종기로 쌀밥 한 그릇과 샐러드, 그리고 브로콜리, 케일, 표고버섯, 양파를 볶은 요리를 곁들인다. 그날 밤 저녁에는 샐러드와 채소 수프, 볶은 사탕무와 노랑 순무를 먹는다.

취침 전(선택적) _ 물 225g으로 대장을 세척하고, 이어 물 225g을 더 마신다.

간식 _ 조리한 채소 혹은 생채소, 해초, 쌀떡, 견과류 혹은 나무 열매, 생과일 혹은 말린 과일을 먹는다.

수분 _ 허브차, 물 등 뜨겁거나, 따뜻하거나, 미적지근한 음료를 하루에 3잔에서 10잔 정도 마신다.

주의사항 _ 식사하면서 텔레비전, 신문, 컴퓨터, 책을 보지 않는다. 충분한 시간을 두고 음식물을 즐긴다. 식사가 끝나면 몇 분간 조용히 앉아서 휴식을 취한다. 방금 먹은 음식물을 통해 만족감을 느낀다.

※ 142쪽 정화 식품과 4부 정화 조리법을 참고한다.

정화 2단계로 들어가면, 개인적인 욕구에 따라 하루 1~2회 정도는 곡물로 된 식사를 할 수 있다. 정화 도중 곡물로 된 식사를 하느냐 안 하느냐의 여부는 지극히 개인적인 사항이다. 개인에 따라서는 곡물이 훌륭한 에너지원이 될 수 있다. 그러나 어떤 사람에게는 무공해 곡물이라 해도 탄수화물 중독을 일으킬 수 있다. 자신이 어떤 범주에 속해 있는지 알려면, 일단 준비 기간 중에 곡물로 실험해봐야 한다. 쌀밥과 채소 수프 등 곡물과 채소로 된 식사를 준비한다. 그것을 먹은 후 한 시간, 두 시간, 세 시간 후에 어떤 느낌이 드는지 면밀히 관찰해보라. 탄수화물이나 설탕이 더 먹고 싶은가? 기운이 좀 빠지는 듯한가? 아니면 몇 시간 동안이나 강력한 에너지가 샘솟는가? 곡물이 에너지를 공급해준다고 느껴지는 사람은 정화중에 곡물을 먹어도 문제가 없을 것이다.

그러나 곡물을 먹었을 때 에너지가 떨어지거나 곧바로 탄수화물을 더 섭취하고 싶은 욕망이 생긴다면, 정화중에 곡물 섭취를 완화할 필요가 있다. 곡물에 민감한 반응을 보이는 사람들은 정화를 하면서 이런 방법을 사용해볼 수 있다. 매일 곡물을 조금씩만 먹는다. 아니면 이틀에 한 번씩 곡물을 먹는다. 또는 곡물 단계를 완전히 무시해버리고 정화 과정을 채소·과일 단계와 단백질 단계로만 나눈다. 정화하는 계절도 고려해볼 만한 요소다. 대체로 서늘한 계절에는 곡물이 체열을 유지하는 데 도움을 주고 안정감을 준다. 그러나 따뜻하거나 더운 계절에는 곡물을 많이 섭취할 필요가 없다.

정화 2단계에서도 씨와 나무 열매 등을 먹으면 좋다. 나는 해바라기 씨, 호박씨, 참깨, 아몬드, 호두 등을 추천한다. 그러나 이 단계에서도 소화가 잘되는 것이 중요하므로, 곡물 식사를 한 지 한참 후에 견과류를 먹는 게 좋다. 단백질과 탄수화물이 결합하면 소화가 잘 안 되기 때문이다. 씨는 간식으로 먹거나 아니면 채소와 함께 먹는다.

씨와 나무 열매는 될 수 있는 한 가공되지 않은 자연산을 사는 게 가장 좋다. 볶은 씨와 나무 열매를 살 때는 주의해야 한다. 그런 것들은 맛이 좋기는 하지만, 대개 질 낮은 기름으로 볶은 후 소금을 대량으로 쳐서 가공한 식품들이기 때문이다. 만약 그런 것이 너무 먹고 싶다면 직접 볶는 게 낫다. 볶은 씨와 열매는 바삭바삭할 뿐 아니라 맛이 더 좋고 소화도 더 잘된다. 씨를 오븐에서 구으려면 오븐을 미리 170도로 데워 놓은 다음, 빵 굽는 종이 위에 씨를 올려놓은 후 열을 140도로 낮추고, 8~12분 동안 굽는다. 씨와 열매는 프라이팬에서 볶을 수도 있다. 적당히 달구어진 프라이팬에 씨와 열매를 넣고 구수한 냄새가 날 때까지 나무 스푼으로 휘저으면서 볶는다. 여기서 잠깐, 호박씨는 볶을 때 튀어오를 수도 있으니 조심하라. 약간 다양한 맛을 내기 위해 소금, 간장, 다시마나 미역 분말을 첨가할 수도 있다.

아몬드는 물에 흠뻑 담가놓으면 맛이 더욱 훌륭해진다. 물에 불린 아몬드는 소화가 잘될 뿐 아니라 단맛이 증가한다. 일단 소량의 아몬드를 그릇에 담고 물을 붓는다. 그리고 밤새도록 물이 스며들도록 한다. 아침이 되면 아몬드를 건져서 냉동실에 넣는다. 발효를 막으려면 하루나 이틀 정도 먹기에 적당한 소량을 물에 담가놓는다.

많은 사람들이 씨와 열매를 깨물 때 나는 우두둑거리는 소리 때문에 더 맛있게 느껴진다고 말한다. 그러나 씨와 열매를 먹을 때는 그 양을 적절히 조절해야 한다. 손에 들고 먹기 좋기 때문에 자칫하면 끊임없이 집어먹게 된다. 크기도 작고, 많이 먹는다고 해서 배가 부른 것도 아니기 때문에 얼마나 먹었는지 가늠하기도 힘들다. 따라서 티스푼으로 한두 스푼 정도 먹거나, 아몬드라면 하루에 15개에서 20개 정도 먹는 게 좋다.

정화 3단계 : 단백질 주간(2~7일)

- 어떤 채소와도 궁합이 잘 맞는다.
- 단백질은 곡물, 씨, 나무 열매와는 따로 먹어야 한다.

일어났을 때 _ 물 225g을 마셔 대장을 세척하고, 이어 비피더스 함유

요구르트를 먹은 후(146쪽 참고), 물 또는 신선한 채소 주스 225g을 더 마신다.

아침 식사 _ 살짝 데친 채소를 먹거나 밥을 먹는다. 혹은 단백질 요리를 먹거나 과일을 먹는다. 그리고 민들레 뿌리 팅크제(145쪽 참고)를 섞은 차를 마신다. 민들레 뿌리 팅크제가 없다면 쓴맛이 나는 채소를 즙을 내서 한 컵 마신다.

점심 그리고 저녁 식사 _ 곡물 또는 두부를 먹거나, 생선 또는 콩, 찌거나 볶은 채소를 먹는다. 그리고 채소 수프, 신선한 샐러드, 민들레 뿌리 팅크제를 섞은 차나 쓴맛이 나는 채소즙을 곁들인다.

제안 단백질 위주의 식단에는 곡물이 포함돼서는 안 되지만, 녹말이 든 채소와의 궁합은 대단히 만족스럽다. 구웠거나 삶은 생선을 올리브 오일과 마늘을 쳐서 구운 호박과 함께 먹어보고 여러 가지 채소를 섞은 샐러드를 곁들인다.

취침 전(선택 가능) _ 물 225g을 마셔 대장을 세척하고, 이어서 물 225g을 더 마신다.

간식 _ 조리했거나 조리하지 않은 채소, 해초, 쌀떡, 씨, 나무 열매, 신선한 과일이나 말린 과일을 먹는다.

수분 _ 허브차, 물 등 뜨겁거나, 따뜻하거나, 미지근한 음료를 하루에 8~10잔 마신다.

주의사항 _ 정화의 경험을 더 잘 즐기기 위해서는 혼자 또는 정화 과정을 함께 하는 사람들과 직접 식사를 준비한다. 음식을 만들고, 그것을 씹고 삼키는 과정에 이르기까지 정화의 과정에서 이루어지는 모든 동작을 의식해본다. 자신이 씹고 있는 음식의 향, 맛, 감촉을 느껴본다. 한 입 먹을 때마다 맛을 충분히 느껴본다. 수프처럼 부드러운 음식물을 먹거나 액체를 마실 때 드는 느낌을 딱딱한 음식을 먹을 때 드는 느낌과 비교해본다. 감각을 예민하게 만들어서 실제 음식물이 위장으로 내려가는 걸 느껴본다. 언제 음식물에 대한 느낌이 없어지는가? 어떤 시점에서 음식물이 자신의 일부로 느껴지는가?

※ 142쪽 정화 식품과 4부 정화 조리법을 참고한다.

지방질뿐만 아니라 단백질도 우리 몸이 소화하기에 가장 복잡한 물질 중 하나다. 식료품 배합 지침에 따르면, 단백질은 채소와는 궁합이 맞지만 곡물과는 맞지 않다. 그래서 단백질 식단은 두부, 생선 또는 콩과 다수의 채소 위주로 짜여진다. 이 중에서 콩은 복합 탄수화물이지만, 곡물보다 소화시키기 더 어렵기 때문에 정화 프로그램에서는 단백질로 분류된다.

정화 기간 중에는 누구나 하루에 단백질 170~225g를 섭취하면 충분하다(작은 연어 한 조각과 같다). 그러나 2단계에서 그랬듯이 이 단계에서도 사람에 따라 그 양을 조절할 필요가 있다. 특히 활발하게 활동하는 사람, 하루 종일 바쁘게 움직이는 사람, 스트레스를 많이 느끼는 사람들에게는 더 많은 단백질이 필요하다. 이에 반해 단백질을 적게 섭취하거나 이틀에 한 번씩 섭취하고 싶어 하는 사람도 있다. 곡물이나 단백질을 얼마나 섭취할 것인지는 스스로의 에너지 수준에 따르도록 한다.

3단계에는 보다 총괄적인 방법으로 음식을 섭취한다. 즉 단백질이 다시 등장하는 이 3단계의 식단이 일상적인 식단과 가장 비슷하다. 이 단계는 내장에 충격을 주지 않고 부드럽게 정화 과정을 마무리할 수 있도록 도와주며, 자신이 단백질과 곡물, 채소와 과일에 이르기까지 다양한 영양분을 어떻게 섭취하는지 알아볼 수 있는 기회를 제공하기도 한다. 강하고 균형 있는 에너지를 지속시키는 방법은 정화 과정을 계속하는 것이다. 그러므로 3단계를 통해 영양분을 충분히 섭취했고 몸에 별 무리가 느껴지지 않는다면 이 단계를 원하는 만큼 오랫동안 지속시켜도 좋다.

어김없이 나타나는 정화 반응

정화는 능력을 부여한다. 나는 내가 21일 동안의 정화 과정을 무사히 끝낼 수 있다는 걸 알았다. 사람들은 내가 빛을 낸다고 말했고, 실제로도 그랬다.

특별히 고집스럽게 청결한 식사를 고수하면 나는 아직도 그렇게 빛을 낸다. 물론 원한다면 다시 안 좋은 식품을 먹을 수 있지만, 확실히 느낌은 좋지 않다. 그럴 때 나는 재빨리 이렇게 자신에게 중얼거린다. "좋아, 이건 효과가 별론데. 원점으로 돌아가 내가 하던 일을 계속 해야지."

정화 프로그램은 내가 평생 의지할 수 있는 도구다. 이것은 자신의 집을 짓기 위한 단단하고도 창조적인 건축자재다. 만약 당신이 자신의 집을 돌본다면, 그것은 당신에게도 큰 도움이 될 것이다.

— 에밀리

사람들은 몸을 건강하게 하고, 정신을 맑게 하고, 더 많은 에너지를 지니고 싶어서 정화를 선택한다. 물론 이런 것들은 훌륭한 열망이다. 그러나 균형 잡히고 에너지가 충만한 상태에 도달하려면, 먼저 육체적으로나 감정적으로 어려운 경험을 해야 할 때가 있다. 우리는 그 과정을 정화 반응이라고 부른다. 그러나 대부분의 사람들은 정화 과정에서 두통을 느끼거나, 피부에 발진이 생기거나, 피로를 느끼거나 하면 금방 정화를 포기해버리고 만다. 우리는 정화를 끝냈을 때 어떤 기분을 느끼고 싶은지 상상해보기도 하지만, 그런 기분을 느낄 수 있는 방법은 정화를 몸소 체험하는 길밖에 없다.

정화를 통해서 우리는 의식적으로 내장 속에 쌓여 있던 독소와 낡은 물질을 배설한다. 정화 반응은 정화 과정의 정상적인 부분이며, 정화를 선택한 사람이라면 그런 반응을 어느 정도는 감수할 용의가 있어야 한다. 사실 정화 반응은 이전부터 우리가 가지고 있었던 감정적, 육체적 반응이 보다 더 강화되어 나타나는 것뿐이다. 정화 반응은, 물론 다른 형태로도 나타나지만 주로 피부 발진, 두통, 변비, 설사, 피로, 가려움, 소화불량, 우울증, 월경 주기의 변화 등으로 나타난다. 견디기 힘든 정화 반응을 경험하는 사람들에게 나는 항상 채소를 더 많이 먹으라고 권한다. 채소가 정화 반응을 완화시켜 주기 때문이다. 운동을 충분히 하고 채소를 많이 먹으면 몸이 독소를 더 잘 배출하는데, 이것이 바로 정화 과정의 가장 기본적인 부분이다.

정화의 첫 단계에서는 소화력이 가장 높아지며, 몸의 에너지가 독소를 방출하는 데 대부분 쓰인다. 그래서 이 단계가 진행되는 동안에는 가장 많은 양의 독소가 혈류 속을 돌아다니게 된다. 그것 때문에 정화 반응이 나타나게 되는데, 특히 평소에 카페인, 밀, 설탕을 다량 섭취한 사람일수록 이 첫 단계에서 그런 반응이 더 심하게 일어날 것이다. 그러나 두통, 현기증, 멍한 상태, 무기력증 같은 징후는 유쾌하진 않지만 그 자체만으로는 좋은 것이다. 이런 징후들은, 몸이 제 할 일을 하고 있으며, 불필요한 것들을 방출하고 있음을 나타내는 것이기 때문이다.

　　정화 반응에 대해서는 부드럽고도 무관심한 태도를 취하는 게 좋다. 그것에 저항하면 좋지 않다. 관심을 가지되 시간이 흐르면 자연히 없어질 것이라고 생각하라. 영양분을 많이 섭취하면서 휴식을 충분히 취하고, 뜨거운 물로 목욕하고, 가벼운 운동을 하면서 가족들과 시간을 보내라. 되도록 불필요한 자극을 피한다. 독소를 배출하는 것은 정화의 기본적이고도 당연한 과정이다. 정화 과정은 또한 자신의 육체와 의사소통하는 방법을 배우는 기회이기도 하다. 정화를 하다보면 자신의 신체적 및 감정적 반응을 유발하는 식품의 종류와 양을 알게 된다. 몸의 지혜와 그것의 과정과 시간에 대한 감각을 신뢰하는 법을 배우면, 변화와 치유의 기회를 더 잘 받아들일 수 있게 될 것이다.

　　정화를 하고 있는 중에는 변비도 사라진다. 음식물을 잘 소화시키고 영양분을 쉽게 흡수하게 되기 때문에 변을 더 자주, 쉽게, 완벽하게 볼 수 있다. 많은 사람들이 이 사실을 매우 기분 좋게 받아들인다. 정화 중에는 식사를 하고 난 후 8~12시간이 지나면 변을 볼 수 있다. 이에 비해, 가공 식품, 정제된 밀가루 음식, 육류와 낙농제품을 자주 먹고 운동을 거의 하지 않는 사람들은 내장활동이 원활하지 않기 때문에 대개 음식물을 먹은 지 24~72시간 사이에 변을 본다.

　　몸이 자기가 먹은 특별한 음식물을 어떻게 받아들이고 있는지 이해하기 위해서는 정화하는 중에 배설패턴을 관찰해야 한다. 만약 평소에 변비 또는 간헐적인 설사 증세가 있었던 사람이라면 정화를 시작한 후에 이런 반응들이 더 격렬해질 수 있다. 일단 인내심을 갖고 이런 과정을 지켜보라. 정화 기간이 비교적 짧다 하더라도 몸은 그 변화에 매우 빨리 반응한다. 그것은 정화를 시작한 후 건강한 변을 보는 것으로 알 수 있다. 당신은 소화력이 높아지고 위가 편안해지는 시기를 알게 될 것이다. 몸은 더 가볍고 건강해질 것이다.

정화를 일상화하다

명상, 요가, 예술, 음악 등 만약 당신이 어떤 형태로든지 은둔생활을 경험해본 적이 있다면, 은둔생활을 끝내기 며칠 전이 되면 갑자기 정상적인 생활에 대한 두려움이 솟아나는 걸 느껴봤을 것이다. '은둔생활을 할 때 느꼈던 평화로운 안정감을 계속 유지하려면 어떻게 해야 하는가?' 혼자 고민한다. '어떻게 해야 지난 주 그랬던 것처럼 계속 창의력을 발휘할 수 있을까?' 은둔생활을 하고 있으면 비교적 자아 성장과 발견을 하기 쉽다. 오히려 현실로 돌아오는 게 더 어렵다. 은둔생활은 몸과 마음에 활기를 불어넣고 생활을 조정하는 데 더할 나위 없이 좋은 시간이지만, 가장 중요한 것은 그것을 통해 배운 바를 일상생활 속으로 끌어들여 개인의 발전을 가져오는 생활방식으로 만드는 일이다. 정화가 끝날 즈음에는 '이제 뭘 하지?' 하는 생각이 들 수도 있다. 무엇을 먹어야 하는지 알려주는 정화 식단 프로그램이 없다면 어떻게 될까?

정화가 요구하는 것들을 삶 속에서 항상 유지하기란 어렵다. 그러나 정화를 끝내고 나서도 일주일에 5일씩 정화 과정을 유지하는 사람들이 있는데, 주로 3단계 정화 과정을 기준으로 한다. 그리고 주말에는 정화 과정을 좀더 완화한다. 일상 속에서 정화를 계속하는 한 가지 방법으로 '미니 정화'라는 게 있다. 일주일에 하루만 정화를 해보는 것인데, 이 경우 주로 채소와 과일을 먹는다. 월요일을 미니 정화의 날로 정하면 가장 효과적이다. 그렇게 하면 그 주의 다른 요일에도 정화를 계속 염두에 둘 수 있다. 아니면 일년에 한 번씩만 정화를 하고 싶을 수도 있다. 식생활을 균형 있게 유지하는 또 다른 실제적인 방법은 미리 준비를 하고 계획을 세우는 것이다. 한 고객은 정화를 통해 '음식물을 우선순위로 삼는 법'을 배웠다고 말했다. "음식물을 운선순위로 삼으면 자연히 자신에게 영양분을 공급하는 걸 제1의 가치로 생각하게 된다."

정화의 원칙에 따라 식사하면 몸과 그것의 느낌에 대해 보다 많은 것을 알게 된다. 어떤 음식물이 자신에게 가장 적합한가? 어떤 것을 정기적으로 계속 먹을 것인가? 샐러드, 호박, 케일 등 여러 가지 채소를 항상 많이 먹고 싶어 하는 사람들도 있고, 계절에 맞는 음식을 먹고 싶어 하는 사람들도 있다. 그리고 많은 사람들이 정화를 통해 정제된 식품, 설탕, 밀, 소금의 섭취량을 계속 줄이겠다고 약속한다. 자신의 경험을 통해서 배운 바를 생각해보고 자신에게 최상의 에너지를 공급해주는 식품을 계속 섭취한다.

정화를 하면 자신의 몸을 더 잘 이해할 수 있을 뿐 아니라, 보다 깊은 에너지와 활력을 맛보게 되고, 새로운 삶의 방향을 개척할 수 있는 힘을 얻게 된다. 몸속에 남아 있는 불필요한 것들을 제거하는 것은, 신체, 감정, 이성, 정신을 방해하는 장애물을 없애버리는 것과 같다.

몸은 한층 경쾌해지고 몸의 각 부분들은 보다 빈틈없이 기능하게 된다. 몸이란 단순히 유지돼야 하는 존재가 아니라, 목적을 가진 정신적 존재라는 걸 인식하게 된다. 이런 인식은 충분히 삶을 바꿀 수 있다. 일단 진리를 깨달은 사람은 절대 과거의 삶으로 돌아갈 수 없는 것처럼 정화를 통해 몸과 영혼의 일체감을 맛본 사람은 어김없이 다시 그 느낌을 맛보고 싶어 한다. 일단 정수에 닿았으면 다시 그곳으로 다가가고 싶어 하는 것이 당연하다.

PART 3　일상을 의미 있게
만드는 시간

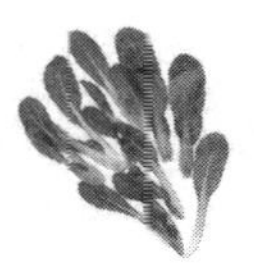

산 너머에 있는 자유
자연의 리듬을 따라 살다
영양분의 근원을 마주하다

<h1 style="text-align:right">산 너머에 있는
자 . 유 .</h1>

정신적 삶은 심장박동처럼 규칙적인 수련을 통해 만들어진다.
● 스와미 치드빌라스만다, 《고행의 요가 *The Yoga of Discipline*》 중에서

내 딸 야스민은 언어, 음식, 소설, 영화, 사람 등 중국의 것이라면 무엇이든지 호감을 갖는다. 그 아이는 열 살 되던 해 내게 집 근처에 있는 중국 학교에서 중국어와 중국 문화에 대해 공부할 수 있느냐고 물었다. 그곳은 내 딸처럼 중국에 호기심을 느끼는 아이들을 위해 피아노나 가라데를 가르쳐주기도 했다. 내 딸은 7년 동안 한 번도 빠지지 않고 그 학교를 다녔다. 그리고 지난 봄 드디어 학교를 졸업했다. 졸업생들은 졸업식 때 무대에 올라가 노래를 부르고 시를 낭독하고, 음악을 연주하고, 웅변을 했다. 야스민은 자기가 쓴 수필을 직접 중국어로 낭독했다. 나는 내 딸이 완벽한 만다린 어를 구사하며 글을 읽는 것을 보고는 정말 감탄하지 않을 수 없었다. 그러면서도 재빨리 강당 안을 둘러보았다. 그곳에 있던 수많은 중국인들이 딸애의 중국어 실력을 비웃지나 않을까 걱정됐기 때문이다. 그러나 나는 딸애의 낭독을 음미하지 못하는

사람은 나뿐이란 걸 깨달았다.

잘 알겠지만, 중국어를 배우기란 그리 호락호락하지 않다. 아무리 언어에 재주가 있었던 야스민이라도 정기적으로 연습하지 않고서는 도저히 배울 수 없는 언어였다. 야스민은 일주일에 한 번만 중국어를 공부한 게 아니었다. 딸애는 스스로 더 많은 시간을 중국어를 배우는 데 투자했다. 연습! 훈련! 이것은 언어를 배울 때만 필요한 것이 아니다. 무언가를 배우려면 연습과 복습은 필수다. 그것이 인간의 학습 방법이다. 힌두교의 정신적 스승인 그루마이가 말했듯이 연습을 통해서 무엇인가를 달성하려면, 심장이 뛰는 것처럼 꾸준히 해야 한다. 한두 차례 댄스 교습을 받으면, 몇 가지 율동을 배워 다음 번 파티에 나가 친구들을 감탄시킬 수는 있다. 그러나 세계적으로 이름난 '프레드 아스테어' 무용단 단원이 될 수는 없다. 그들은 몇 년을 하루같이 정기적으로 훈련을 한다. 그리고 몇 년 동안의 고통과 괴로움은 그들이 무대에서 춤을 추는 순간, 정확함과 우아함, 편안함으로 바뀐다.

훈련이 기술을 습득하는 유일한 방법이기는 하지만, 그것은 결코 쉽지 않다. 훈련은 고행을 동반한다. 마라톤 선수에게 훈련은, 아침 일찍 일어나서 뛰는 것을 의미한다. 찬란한 햇빛이 비치는 날은 물론, 비가 오거나 바람이 불어도 쉴 새 없이 달리는 걸 뜻한다. 다음 날 다시 일어나 달리기 위해 때로는 친구들과의 만남을 거절해야 할 때도 있다. 훈련은 한 발자국씩 옮겨 놓을 때마다 사람을 시험하려 든다. 그것에 타협이라는 것은 없다. 한 발은 문 안에 들여놓고 또 한 발은 밖에 놓아둔 채 훈련을 할 수는 없다.

훈련이 없다면, 의사들은 결코 의과대학을 졸업하지 못할 것이다.

음악가들은 결코 교향곡을 연주할 수 없을 것이고, 농부들은 결코 추수를 할 수 없을 것이다. 그러나 먹는 얘기로 넘어오면, 학교를 다니게 하고, 가족을 부양하게 하고, 지역사회에 기여하게 하고, 전문인으로 성공하게 하고, 우리 삶의 모든 부분을 지탱시키는 데 도움을 주는 그 훈련은 뿌리부터 흔들리고 만다. 이것은 매우 재미있는 현상이다. 어떤 여성은 자신이 변화를 일으키는 음식물에 관심을 갖기 전까지는 식이요법과 식품의 칼로리에만 신경을 썼다고 했다. 불행히도, 이러한 예들은 수없이 많다. 그것은 매우 일반적인 예다. 오늘날, 사람과 음식물과의 관계는 부정과 박탈의 관계거나 탐닉의 관계 그 둘 중의 하나다.

나를 찾아오는 사람들은 이제는 끊임없이 먹는 것에 정말 진절머리가 난다고 말한다. 사람들은 걸으면서 먹고, 컴퓨터와 텔레비전을 크면서 먹고, 무엇이든지 손에 닿는대로 먹고, 빨리, 식사시간을 안락하게 즐길 여유도 없이 음식을 먹어치워 버린다. 차라리 우리 몸에 '팝니다' 라는 간판을 걸어놓고 그냥 거기에서 쑥 빠져 나와 다른 곳으로 가버리면 좋을 텐데. 그렇지만 그렇게 할 수는 없다. 이것은 우리 몸이고 곧 우리 삶이기 때문이다. 그러니 애정이 깃든 훈련을 함으로써 밖이 아닌 우리 안을 가꾸어야 한다. 이 세상에서 받은 단 하나의 귀중한 선물인 나를 돌볼 수 있는 사람은 오직 나뿐이다.

정신적인 삶을 따르다

우리들 중 많은 사람들이 음식을 향해 달려가는 롤러코스터를 덜

추고 삶을 다시 통제할 수 있었으면 하고 갈망한다. 그러나 다이어트로는 원하는 것을 얻을 수 없다. 나를 찾아오는 사람들의 대부분은 여러 가지 다이어트를 시도했다 모조리 실패한 경험을 갖고 있다. 그러한 사람들은 자신에 대한 실망과 절망에 젖어 있는데다 몸 또한 어찌해볼 수 없이 망가져 있는 경우가 많다. 다이어트는 돈벌이가 잘 되는 사업이다. 미국 다이어트 협회에 따르면, 매년 미국 인구의 반 이상이 살을 빼려 하거나 감량한 체중을 유지하고자 노력한다고 한다. 《앳킨스 다이어트 *Atkins' diet book*》는 무려 4년 넘게 뉴욕타임스의 베스트셀러 리스트에 올라 있다. 다이어트를 하기 위해 무슨 일이든지 다 하려고 하는 사람들도 있다. 그러나 이미 통계 숫자가 말해주었던 것처럼 그 결과물은 오래가지 못한다.

그처럼 많은 사람들이 다이어트 프로그램과 싸우는 이유는 무엇일까? 훌륭한 동기에서 만들어진 프로그램들도 많지만, 그것들 대부분은 우리 내면에 존재하는 깊은 정신적 갈망은 무시한 채 그저 외양적인 육체에만 관심을 쏟는다. 우리가 성장, 독창성, 배움에 대한 욕구를 갖는 것은 정신적인 갈망 때문이다. 상황이 이러하니 정신을 키우겠다는 동기 없이 그저 기계적으로 훈련만 받아서 얻은 결과물이 오래갈 리가 없다.

어쩌면 마음속으로는 정신을 육성하고자 하는 이런 욕망을 인식하고 있었을 수도 있다. 삶에는 보다 깊은 목적이 있으며, 그런 비전에 따라 하루하루를 살고 싶다는 욕망을 느끼고 있었을 수도 있다. 만약 그러한 마음의 목소리를 받아들이면 열정적으로 정신에 봉사하면서 사는 게 어떤 것인지 알게 된다. 일단 정신적인 삶을 향한 동기가 주어지면,

먹는 일은 그렇게 극적인 투쟁거리가 되지 않는다. 이런 동기가 있어야만 내적인 훈련, 그것이 얼마나 힘들던지 간에 그 훈련을 인내하고자 하는 의지가 생기는 것이다.

'훈련*discipline*'이라는 단어는 라틴어의 disciple에서 왔다. 영양분을 섭취하는 과정도 하나의 훈련이고, 정신적 삶을 살게 하는 한 가지 방법이다. 기도에서부터 명상, 요가, 글쓰기, 음악과 무예에 이르는 여타 훈련도 동일한 목적을 지니고 있다. 그래서 이런 훈련 중 한 가지 또는 몇 가지를 함께 수행하면 좋다. 매일 이런 훈련을 해야 한다는 것도 어찌 보면 자양물이 우리에게 주는 선물이다. 절대 이렇게 말하지 말아라. "글쎄, 오늘은 먹고 싶지 않은 걸. 오늘 하루 아무것도 먹지 말아야겠어!" 먹을 때마다 우리의 정신에 대한 사랑, 열정과 숭배를 실천하는 기회가 주어지는 셈이니까 말이다.

그러나 이런 훈련을 하고자 한다고 해서 평생에 걸쳐 쌓아왔던 행동패턴, 습관, 가치들이 금방 변하는 것은 아니다. 눈코 뜰 새 없이 바쁜 일정, 파도치는 감정, 무수히 많은 식품들 중에서 좋은 음식을 선택하는 과정은 오늘도 내일도 변하지 않을 것이다. 그런 것은 아무래도 좋다. 먹는 문제를 잘 통제하지 못한다 하더라도 자신을 채찍질하지 말자. 청량음료를 마시다가 물이나 생수를 마시면 그건 굉장한 변화다. 물은 생명의 정수다. 지구 대부분이 물로 이루어져 있다. 우리 몸의 90%를 차지하는 것도 물이다. 우리 입 속으로 들어가는 것에 주의를 기울여서 그것에서 전체적이고도 살아 있는 원천을 찾아내는 습관을 들여야 한다. 먹는 것에 주의를 기울이면 삶의 모든 부분에서 자각의 문이 열린다. 숨을 깊이 쉬고 다음과 같은 사실을 기억하라. 진실로 소유

할 가치가 있는 대부분의 것들이 그러하듯, 영양분도 쉽게 얻어지지 않는다. 그것은 자신과의 장기적인 약속이다.

넘치는 것보다 부족한 게 낫다

"사발을 가득 채우면, 넘친다." 노자가 도덕경에서 한 말이다. 사발에서 넘치는 것들은 과잉물이다. 이제 우리 몸을 너무 채워진 사발이라고 상상해보자. 과연 남는 것은 어디로 넘칠까? 우리는 흔히 그것들이 넘쳐나는 살들로 나타난다고 생각하지만, 그것은 점액, 효모, 콜레스테롤, 플라그, 카페인, 설탕, 심지어는 스트레스와 불안 등의 다양한 형태로 나타난다. 모든 과잉물은 우리 몸에 불균형을 초래하는데, 이것은 우리의 감정과 의식에 직접적인 영향을 미친다. 가공 식품과 과식에서 오는 과잉물부터 생활의 속도와 스트레스에서 오는 것까지, 과잉물 속에서 생활할 때 정신은 압사 당한다. 육체가 생물학적인 기능을 유지하려고 애를 쓸수록 정신은 몽롱해지고 발전하고자 하는 동기는 수그러든다.

우선 과잉물은 우리가 그러한 것을 만들어내는 물질에 집착하고 있음을 나타낸다. 아침에 일어나 커피를 마시기 전에는 생각을 바르게 할 수 없다면 체내에 카페인이 과잉되어 있을 가능성이 높다. 대개의 사람들은 체내에 이미 과잉되어 있는 음식물을 탐한다. 특히 밀과 설탕은 많은 사람들에게 문제를 야기하는 음식들이다. 이 두 가지는 어디에든지 존재하며 빵, 도너츠, 피자, 샌드위치, 과자, 쿠키, 사탕, 아이스크림, 청량음료 등 그 형태도 다양하다. 심지어는 지금 한창 인기를 끌고 있는 에너지바에도 이런 것들이 들어 있다. 우리는 도저히 그것들을 뿌리칠 수 없다. 게다가 맛이 있기 때문에 끊임없이 그것들을 탐하게 된다.

나는 사무실에 사탕 바구니를 가져다 놓고 이러지도 저러지도 못하면서 괴로워하는 사람들을 많이 봤다. 언제부터 사무실에 사탕 바구니를 놓아두는 관행이 생겼는지 확실치는 않지만, 요즘에는 어느 직장에서나 그것을 쉽게 볼 수 있다. "하루 종일 사탕 바구니가 날 불러요.' 새다가 내게 말했다. "종일 무시해버릴 수도 있지요. 하지만 그 음성은 정말 영리하고도 집요해요. 그것은 이렇게 말하죠. '잠시 나를 맛보면서 쉬세요.', '당신을 위한 조그만 보상을 받아요.'"

배고픈 시간이거나, 또는 그 시간을 넘겼는데도 미리 음식이 준비되어 있지 않으면 가장 가까운 음식물에 손이 가기 쉽다. 그러나 불행하게도 이처럼 쉽게 손에 넣을 수 있는 음식물 대부분은 고도로 정제된 다량의 설탕과 기름, 소금 또는 밀로 제조되어 있는 것들이다. 이것들은 배고픔을 제대로 만족시켜주지도 않고 영양가도 없다.

임시변통으로 그러한 음식을 자주 먹으면, 중독에 빠질 수밖에 없는데, 그렇게 되면 이제는 끊임없이 그런 음식물을 탐하게 되고, 인생의 행복이 그런 것들을 먹는 데 달려 있다고 믿게 된다. 그러나 생명을 유지하는 데 필수적인 음식물에는 그런 중독성이 없다. 그런 음식을 먹으면 바로 만족감이 느껴진다. 남은 케일이나 연어 생각 때문에 한밤중에 냉장고 문을 열어보고 싶은 적이 있었나? 물론 그랬을 수도 있지만, 쿠키, 우유에 타 먹는 시리얼, 아이스크림 때문에 냉장고 문을 연 경우가 훨씬 더 많았을 것이다.

몸은 더 이상 과잉물에 저항할 수 없을 때 비명을 지른다. 결막염이나 관절염과 같은 병이 생긴 것은 몸이 당신에게 "이제 그만!"이라고 외치는 목소리일 수도 있다. 몸은 전부 다 다르지만, 몸이 내는 소리는 똑같다. 과잉물은 내장의 약한 부분에 영향을 미치는 경향이 있다. 예를 들어, 성인인데도 어린 아이처럼 배앓이를 많이 하면 몸 안에 과잉물이 있다는 증거인 셈이다.

몸 안에 과잉물이 쌓여 있는 것은 집안이 뒤죽박죽된 것과 똑같다. 혼잡한 가운데서도 아주 행복하고 건설적으로 사는 사람이 있긴 하지만, 그런 조건에서는 진정한 번영을 이룰 수 없다. 골방을 깨끗이 치우고 오래된 서류와 책들을 정리하고, 낡은 옷가지들을 치워버리고 난 후의 기분이 어떠할지 상상해보라. 집은 더 정결해지고 산뜻해진다. 그러면 집에서 더 많은 시간을 보내고 싶어진다. 이렇게 우리가 사는 집은 우리 내면의 집에 영향을 주기 때문에 나는 정화를 시작하기 전에는 항상 청소를 하라고 권한다. 과잉물을 없애버리면, 문자 그대로, 보다 넓은 장소가 생겨나 성장 및 변화에 대한 여지가 생기고 전에는 감히 생각지도 못했던 가능성을 생각하게 된다.

좁은 들판에서도 자유로을 수 있다

어느 날 파티에서 나는 정말 너무도 근사한 케이크를 봤다. 보기만 해도 혀에 단맛이 짜르르하게 전해질 것 같은 커다랗고 번지르르한 검은색 초콜릿 케이크가 테이블 한 가운데에 놓여 있었다. 맛을 봤더니 역시나 기대대로였다. 맛이 너무 좋아 나는 한 조각 더 먹기로 했다. 케이크를 막 접시에 담으려는데, 한 친구가 다가와서 이렇게 말했다. "케이크를 두 조각째 먹고 있구만." 그 친구는 영양분 공급 컨설턴트인 내가 설탕, 밀과 버터로 버무려진 케이크를 한 조각 더 먹는다는 데 충격을 받은 것 같았다. "그래." 내가 대답했다. "초콜릿 케이크를 두 조각째 먹는 중이야. 너도 좀 먹어볼 테야?"

나는 초콜릿을 매일 먹지는 않는다. 내 몸이 초콜릿을 잘 받아들이지 못하기 때문이다. 그렇지만 나는 일년에 한두 번은 케이크를 먹을 예정이며, 먹을 때마다 그 기막힌 맛에 감탄하고 만다. 그러나 파티에서 고급 케이크를 한두 조각씩 먹는 것은 문제되지 않겠지만 그걸 정기적으로 먹는다면 곧 내 내장은 엉망이 되고 말 것이다. 결국 나는 끊임없이 케이크를 탐닉하게 될 것이며 하루 종일 어떻게 하면 케이크를 더 먹을 수 있을까 하는 생각만 하고 있게 될 것이다. 또 소화력이 떨어지고 변을 잘 못 보게 될 것이며, 에너지가 소진될 것이다. 내적으로 성장하지 못하는 것은 두말 할 필요도 없고, 일, 고객, 남편, 자녀들에게 제대로 집중하지 못할 것이다.

이 나라에서는 바라는 것을 거의 구할 수 있다. 무엇을 얼마만큼 원하든 언제든지 가질 수 있다. 초콜릿이 먹고 싶다, 커피를 마시고 싶다, 파스타를 큰 접시로 한 접시만 먹었으면 좋겠다, 날씨가 더우니 냉동 요구르트를 먹고 싶다. 어디서든 이러한 것들을 손쉽게 구할 수 있고, 먹고 싶은 것들의 행렬은 매일 계속된다. 결국 그 욕망들을 만족시키는 데 에너지를 쓰면서 평생을 보내게 될 수밖에 없다. 이러한 욕망은 '거짓 이성'이라고 불리기도 하는데, 이것이야말로 정말 적절한 표현이라고 생각한다. 무엇을 원한다는 목소리는 끊임없이 계속된다. "나는 이게 필요해. 저걸 갖고 싶어. 이걸 하자. 저걸 하자." 한 나뭇가지에서 다른 나뭇가지로 펄쩍펄쩍 뛰어다니는 원숭이같은 모양새다. 그래서 우리에게는 적절한 통제가 필요하다. 그렇지만, 누가 통제한다는 말인가? 누가 원숭이에게 "동작 그만!"이라고 말할 수 있단 말인가?

균형을 유지하기 위해서는 식사를 하기 전에 한도를 정해야 한다. 선택을 제한하면 아주 자연스럽게 원숭이를 길들일 수 있고 균형을 유지하는 데도 도움이 된다. 언제라도 고를 수 있는 수많은 음식들이 있는데 어떻게 마음을 다잡을 수 있겠는가? 특별히 다양한 메뉴를 구비해놓은 식당에서 식사를 해본 적이 있다면, 한 페이지짜리 메뉴만 있을 때보다 주문하기가 훨씬 어렵다는 걸 알 것이다. 다양하다는 건 좋은 일이지만, 주위에 선택할 수 있는 음식이 많으면 이에 압도된다. 설상가상으로 자신이 선택한 것들이 정말 좋은 것인지 의심하게 된다.

한도를 정한다고 해서 우리 자신을 부정한다거나 굶주리게 한다는 뜻은 아니다. 물론 처음에는 그렇게 생각할 수도 있다. 케이틀린은 정신 순화 모임에 참석해서 정화 기간 중에는 좋아하는 음식을 먹지 말라는 소리를 듣고 충격을 받았다. 케이틀린은 모든 종류의 빵을 좋아했다. 매일 식사 때마다 빵을 먹었고 또 간식으로도 먹었다. 자신은 교도소에 있더라도 빵과 물만 먹을 수 있으면 아주 만족할 것이라고 농담을 하기도 했다. "빵을 포기하게 되리라고는 생각도 못했어요." 2주가 지나자 그녀는 이렇게 말했다. "정화를 통해 배운 것은 내가 이제껏 교도소에 갇혀 있었다는 것과 이제는 내 자신을 자유롭게 할 수 있다는 사실이에요."

　욕망에 얽매어 노예로 사느니 음식물에 대한 선택권을 제한하고 몸과 정신에 양분을 공급하는 게 훨씬 낫다. 그러면 음식물은 우리 모두가 찾으려고 노력하는 내적 균형과 조화를 발견하는 데 도움이 될 수 있다. 보다시피 우리는 선택할 수 있다. 아무리 넓은 들판에 있을지라도 고삐를 말뚝에 묶어 놓으면 항상 얽매어 있을 수밖에 없다. 우리는 그것 대신 자유롭게 돌아다닐 수 있는 좀 좁은 들판을 선택할 수 있는 것이다.

자.연.의
리듬을 따라 살다

잠을 설치고 나면 기분이 어떤가? 며칠 동안 계속 잠을 못 자면 어떤 기분이 드는가? 식사를 한 끼 안 먹으면 어떤 기분이 드는가? 지각했기 때문에 미처 다하지 못한 일을 하려고 야근을 해야 한다면? 또는 직장에 있는데 자녀가 아프다는 연락을 받으면 어떤 기분이 드는가?

우리의 삶은 균형 있는 리듬으로 이루어져 있다. 리듬은 우리의 행복과 삶과 안정감에 중요한 영향을 미치기 때문에 만약 그 기본적인 리듬이 균형을 잃으면 즉각 몸에 이상이 온다. 사실상 리듬이 순탄하게 일정한 패턴을 유지하고 있으면, 우리는 그것에 별로 신경 쓰지 않는다. 그러나 그 리듬이 흐트러지면 갑자기 모든 신경이 그쪽으로 쏠리게 된다. 불면증이 생겼거나 며칠 동안 변비에 시달리고 있을 때의 느낌을 상기해보라.

자연적인 순환주기에 이상이 생겼을 때도 사람들은 걱정하기 시작한다. 뉴잉글랜드에 사는 사람들은 겨울이 이례적으로 온난하거나 강설량이 적으면 걱정한다. 온통 지구 온난화에 대해서 떠든다. "무언가잘못되었어요." 사람들은 불안한 목소리로 이렇게 말하면서 다음 해를 위해 스키를 치워놓는다.

리듬은 우리들의 생명줄이다. 이 생명줄을 통해서 우리는 가족, 친구, 직업, 문화, 정신적인 삶과 자연은 물론 우리 육체와 연결된다. 계절의 리듬, 태양 주위를 순회하는 지구, 달의 순회, 매년 새롭게 싹을 틔워내는 나무. 여자는 매월 몸으로 생산의 순환주기를 보여준다. 식물을 통해서도 삶과 죽음의 리듬을 배울 수 있다. 겨울이 되면 나뭇잎이 떨어지고, 봄과 여름에는 새싹이 돋아나고 가을에는 열매를 맺는다. 정교한 정신적, 문화적 의식은 출생, 결혼, 노화, 죽음 등 우리가 지니고 있는 가장 중요한 리듬의 성스러움을 형식화해서 받들고 있다. 성경에 써 있듯이 모든 것에는 계절이 있고, 하늘 아래 모든 의도에는 다 시간이 있다.

자연의 리듬은 만물을 지지하고 성장시킨다. 천년 동안, 그러한 리듬은 순환주기를 통해서 우리의 삶, 즉 추수와 사냥, 정신적인 성장, 의식에 이르기까지 우리 삶의 각 요소들을 지지해주었다.

그러나 불행하게도 현재 우리의 리듬은 우리에게 충분한 영양분을 공급해주지 못하고 있다. 개인적, 가족적, 사회적 리듬의 많은 부분이 시장 지향적인 사고방식을 따르고 있다. 또한 오늘날의 세계는 전에 비해서 훨씬 빠르게 변화하고 있다. 빨리 돌아가는 기계, 정보를 신속하게 찾아주는 컴퓨터, 빠른 수송방식은 빠른 일상을 낳았고, 그 속에서 사람들은 패스트푸드를 먹는다. 먹는 속도도 덩달아 빨라졌다. 그것도 사무실에서 업무를 처리하면서, 아니면 여러 가지 일을 동시에 처리하면서 먹는다. 소화불량이 너무 흔해졌기 때문에 약국에는 위장약을 찾는 사람들이 즐비하다. 소화불량은 실제로 육체의 불균형을 나타내고 있지만, 나는 이 문제가 또 하나의 중요한 시사점을 지니고 있다고 본다. 오늘날 사람들은 자신들의 삶을 소화해내지 못하고 있는 것이다. 지금 이 시대가 직면한 한 가지 아이러니는 삶의 속도가 전례없이 빨라졌음에도 우리가 이용할 수 있는 시간은 오히려 줄어들었다는 점이다.

사회의 리듬이 내면의 자연적 리듬과 충돌할 때 환경은 인간, 동물, 지구 모두에게 위협적인 것으로 변한다. "현대에 들어 새롭게 생긴 생리학적, 심리학적 질병들은 이 사회가 환경적 시간과의 조화를 잃은 결과일 수도 있다." 레인 레드몬드 *Layne Redmond*는 여자의 시각에서 본 리듬의 역사에 대한 저서 《드럼 주자들이 여자였을 때 *When the Drummers were Women*》에서 이렇게 주장한다. 레드몬드는 계속해서 인류학자 에드워드 홀 *Edward Hall*의 말을 인용한다. 홀은 이렇게 제안한다. "현 사회에 이처럼 많은 스트레스 요인이 있는 것은 내면의 시계와 벽에 걸린 시계 사이에 큰 간극이 있기 때문이다. 우리는 지금 스케줄, 태도, 기대라고 하는 아주 복잡한 시스템을 구축해서 이에 적응하려고 노력하고 있지만, 사실은 그렇지 못하고 있다."

우리의 자연적인 리듬은 지금의 생활 속도보다 훨씬 느리다. 그래서 모두들 시간이 충분치 않다고 불평한다. 자녀, 배우자, 친구, 취미생활을 돌볼 시간이 충분하지 않고, 운동을 하거나, 편히 쉬거나, 여행할 시간도 충분하지 않다. 자신을 돌볼 시간도 없다. 대부분의 사람들은 생을 마감할 때 가족들과 충분히 시간을 보내지 못한 점을 안타까워

한다. 결국 시간을 어떻게 이용했느냐가 다 못쓴 돈이나 물건보다 더 중요한 것이다.

나를 찾아온 사람들 대부분은 자신들에게는 쇼핑이나 요리할 시간도 없다고 불평한다. 그러나 그런 사람들 중에도 3주간 자신들의 식사를 직접 준비할 정도로 정화를 잘 끝낸 사람들이 있다. 그들은 마법을 사용해서 여분의 시간을 만든 게 아니다. 그저 내면적인 리듬을 수용하기 위해 외면적인 리듬을 바꾸는 방법을 찾았다. 결국 그들은 자신을 진실로 살찌우게 하는 리듬에 따라 생활했기 때문에 자유롭고 마음대로 할 수 있는 시간을 더 많이 가지게 됐다.

우리 자신의 리듬에 귀 기울이고 이를 존경하는 방법을 배우지 않으면 자신을 발전시킬 수 없다. 그렇다고 해서 사회를 떠나거나 무리에서 떨어져 나와 자신만의 집을 지어야 한다는 뜻은 아니다. 리듬에 따라 사는 삶은 공상적인 상상물이 아니다. 또한 지금보다 훨씬 단순했던 과거를 낭만적으로 상기하는 것도 아니다. 리듬대로 사는 것은 건강, 행복, 전반적인 삶을 위한 것이다.

인간이 지닌 자연적인 리듬이란 무엇인가? 자연적인 리듬을 알기 위해 필요한 모든 정보는 몸 안에 있다. 손가락과 팔과 다리, 신장과 비장에도 있다. 사고로 새끼손가락을 잃어서, 그래서 자신이 조화롭지 못하다고 생각하는 사람이라도 자신의 몸이 훌륭한 리듬을 갖춘 도구라는 걸 깨달아야 한다. 생물학적인 기능에 맞추어 우리 맥박은 규칙적으로 뛴다. 바이오리듬으로 알려져 있는 이 리듬은 심장을 계속 뛰게 하고 산소를 순환시키고 영양분을 세포로 흘러 들어가게 한다. 몸의 규칙적인 리듬은 영원히 우리를 새롭게 한다. 의학 박사 엘손 하스 *Elson*

*Hass*는《계절과 함께 건강하게 *Staying Healthy with the Season*》라는 저서에서 이렇게 말했다. "새로운 혈액세포는 매일 만들어지며, 전체 혈액은 120일마다 한 번씩 교체된다. 부드러운 조직세포는 12주마다 한 번씩 교체되고, 뼈세포는 12개월마다 교체된다. 몸속에서 가장 오래된 세포도 아마 7년을 넘지 않을 것이다."

내 안에 존재하는 이러한 세포의 리듬은 누구나 가지고 있다. 세포마다 언제 양분을 받아들이고, 언제 배설하며, 언제 분열하고, 언제 교체되어야 하는지를 알려주는 불변의 리듬을 가지고 있다. 어떻게 세포들은 자신이 무엇을 해야 할지 그처럼 완벽하게 알고 있는가? 과학자들과 신학자들이 열띤 논쟁을 벌였을 만큼 이 문제는 대단한 불가사의였다. 개인적으로 나는 이렇게 생각한다. 생명력에 대한 인식은 가장 작은 세포 속에서도 고동치고 있기 때문이라고 말이다. 물론 나는 피부로 세포를 느낄 수 없다. 하지만 내 몸이 이 위대한 생명력의 리듬에 맞추어 살고 있다고 생각하기 때문에, 내 생각과 행동 역시 의식적으로 이러한 리듬에 맞추게 됐다.

몸 안에 있는 개개의 세포는 서로 조화를 이루어 몸을 형성하고 유지한다. 우리 또한 우주 안에서 고동치는 하나의 세포와 같다. 이 사실을 잊게 되면, 우리는 간혹 혼자라는 생각에 빠져 펄떡이는 걸 멈추기도 한다. 이것은 신체적, 심리적, 정신적 질병으로 나타날 수 있다.

수영하는 법을 배우는 것과 똑같이, 자연적인 리듬에 따라 살려면 처음에는 주의력과 연습이 필요하다. 수영을 많이 해본 사람이라면, 처음부터 수영을 잘했다고 생각할지도 모른다. 그렇지 않더라도 언제부터 수영을 잘하게 됐는지 잘 기억나지 않을 것이다. 왜냐하면 수영하는 게 너무 자연스러워졌기 때문이다. 그러나 사람은 물고기가 아니다. 얕은 물에서 발 차는 법, 손 젓는 법, 뜨는 법을 배워야 한다. 수영을 하려면, 몸의 모든 부분이 리듬에 맞춰 함께 움직여야 한다. 일단 그 방법을 배우기만 하면 물웅덩이에서나 에게 해에서도 수영할 수 있고, 물과 일체가 되는 놀라운 경험을 하기도 한다. 리듬을 통해 동작을 익히면 믿을 수 없을 정도의 자유를 느끼게 된다.

내면의 목소리에 귀 기울이기

　　내면의 목소리에 귀 기울이는 법은 어떻게 배우는가? 그것은 실수를 통해서도 배울 수 있다. 그렇기 때문에 내면의 목소리에 귀 기울이지 않은 때도 그럴 때와 마찬가지로 소중한 것이다. 내 고객인 달리어는 어느 날 식당에서 아침밥으로 팬케이크를 주문했다고 한다. 밀가루 음식을 먹지 않은 지 8일째 되는 날이었다. 그녀가 어렸을 때 그녀의 어머니는 매주 토요일마다 팬케이크를 만들어주셨다. 그녀의 가족들에게 '토요일의 팬케이크'는 일종의 선물이었다. 이제 그녀가 다시 팬케이크를 주문한 것이다. 내면의 목소리가 "당신의 몸은 밀에 민감해요. 팬케이크를 먹지 말아요."라고 속삭였지만, 그녀는 어렸을 때의 기분을 떠올리면서 버터, 담갈색 시럽이 뿌려진 팬케이크를 주문했다. 그러나 그것을 다 먹고 난 후 그녀의 기분은 엉망이 되었다. 갑자기 피곤이 엄습했고, 머리가 지끈거렸다. 그녀는 하루 종일 멍한 상태로 지냈다.

　　자신을 어떻게 발전시킬지 아는 한 가지 방법은 내 몸에 좋은 음식과 그렇지 않은 음식을 구분하는 것이다. 음식물이라고 해서 우리에게 다 이로운 것은 아니다. 만약 어떤 음식물이 두통이나 복통 등 부정적인 반응을 일으킨다면, 그런 음식물은 피하도록 한다. 정화 과정은 좋은 음식과 그렇지 않은 음식을 먹을 때 기분이 어떻게 달라지는지 알 수 있는 기회가 된다. 예를 들어, 달리아는 아직도 가끔씩 자신이 좋아하는 팬케이크를 먹기는 하지만, 자제하지 않으면 고통스러울 것이라는 걸 이제는 알고 있다. 그러므로 현명하게 선택해야 한다. 앞으로 생활이 바빠질 것 같다는 생각이 들면 정신을 바짝 차리고 당신의 삶이 필요로 하는 음식물, 당신에게 에너지를 공급해주는 음식물을 먹어야 한다.

최근 달리아의 어머니가 샌프란시스코로 그녀를 찾아왔다. 둘은 저녁을 먹으러 나갔는데, 그 식당의 메뉴 중에 팬케이크가 있었다. 달리아는 한순간 그걸 먹을까 고민했으나 결국 과감히 뿌리쳤다. 이번에는 내면의 목소리에 귀를 기울인 것이다. 그녀는 팬케이크 대신 두부 스크램블을 주문했다.

휴일에는 위장도 쉬고 싶다

10월이었다. 공기는 쌀쌀하고 날은 쉽게 어두워졌다. 점점 추위가 몰려오고 있었다. 슈퍼마켓의 선반에는 크게 포장된 다양한 사탕들이 진열되어 있었다. 할로윈의 계절이 시작된 것이다. 사무실, 병원, 학교 휴게실에 이르기까지, 전국의 건물 안에 사탕 바구니가 놓이기 시작했다. 이 바구니들은 각종 행사를 기념한다는 이유로 6개월 동안 꾸준히 그 자리에 놓여 있을 것이다. 날씨가 더워지기 시작해야 마침내 사라질 것이다. 그런 다음에는 추수의 시기가 찾아온다. 계속되는 설탕 축제에 서서히 질리기 시작할 무렵 탄수화물의 축제가 또 다시 시작되는 것이다. 이렇게 오늘날 우리는 일종의 축제 분위기 속에서 살고 있다.

일단 설탕과 정제된 탄수화물을 실은 기차가 출발하면, 달리고 있는 기차를 세우기란 거의 불가능하다. 사탕, 빵, 파이에 이르기까지 후가철 음식들은 어디를 가나 있으며, 사회는 이런 것들을 더욱 많이 먹으면서 휴일 기분을 내라고 유혹한다. 그래서 새해를 맞이할 때쯤이면 우리는 빵빵해진 배를 끌어안고 있는 경우가 많다. 거의 터질 것 같은 느낌이다. 그러나 달고 끈적끈적하고 중독성이 강한 음식물을 실은 기차는 계속해서 굴러간다. 여전히 많은 사람들이 이 기차에 올라타고 있다. 아니면 기차에 치인 후에야 비로소 현실을 자각한다.

우리의 자연적인 리듬은 겨울에는 삶의 속도를 늦추고 조용하게, 사색적인 시간을 보내라고 말을 한다. 추운 겨울에는 어쩐지 더 자주 집에 있고 싶지 싶은가? 몸을 웅크린 채 재미있는 책을 보다가 낮잠을 자고 싶지는 않은가? 동물들은 겨울이 되면 활동량이 현저히 줄어들거나 대부분 동면에 들어간다. 우리 역시 이러한 자연적인 리듬에 따르는 게 좋다. 그러나 불행하게도 우리에게는 몇 달 동안 집에 틀어박혀 있다가 봄이 올 때쯤 다시 모습을 나타내는 일은 불가능하다. 계속 가야 하기 때문이다. 그래서 우리에게는 휴일이 필요한 것이다. 휴일을 자신의 내면적인 리듬에 맞춰 충실하게 지내야 하는 것이다. 산드라와 잭은 친구이기도 하지만 내 고객들이기도 하다. 그 둘은 특히 휴가기간 중에 음식에 대한 욕망을 자제하지 못하고 도를 넘는다. 그래서 나는 그 두 사람에게 추수 감사절 기간에 정화를 하라고 요구했다. 서로 도우면서 말이다. "정말 굉장한 경험이었어요." 그들은 내게 말했다. "박탈감이 느껴지지 않았어요." 산드라가 탄성을 내질렀다. "미친 짓을 안 하니 마음이 놓였어요." 이렇게 은거하는 날에는 정화의 3단계에 따라(160쪽 참고)식사를 하거나 혹은 채소만을 먹을 수 있다. 혹은 휴일에 하루 정도만 정화를 해보고 싶어 하는 사람들도 있다. 이런 미니 정화는 단 것에 대한 강박적인 욕구를 억누르고 휴가 기간 중 균형을 유지할 수 있게 도와준다.

균형 잡힌 생활의 소중함

　　동양 철학에 따르면 우주는 팽창과 수축에 의해서 그 동태적인 힘의 균형을 유지하는 것이라고 한다. 흔히 우리는 그 두 성질을 음과 양이라고 부른다. 동양 철학은, 삶이란 음과 양이라는 이 두 개의 보완적인 힘의 균형을 완전하게 지켜내는 과정이라고 말한다. 공기는 마실 때마다 뱉어내야 한다. 아침에 떴던 해는 저녁이 되면 다시 진다. 우주 안에서 일어나는 모든 현상은 그것을 보완해주는 또 다른 현상 때문에 유지되는 것이다. 겨울에 나무는 헐벗지만 여름에는 새로운 열매를 맺는다.

　　이러한 균형이야말로 모든 자연물이 지니고 있는 가장 강력한 본능이다. 철새들의 이동, 생태계 구조, 단 한 개의 세포에 이르기까지 우주 안에 있는 모든 것들은 균형을 찾는 과정을 통해서 삶을 지속시켜 나간다. 팽창과 수축은 상반된 관계지만, 실제로는 동전의 양면과 같다. 이 양면은 좋지도 나쁘지도 않다. 예를 들어 출산중에 근육이 수축되면 강사자는 고통을 느끼겠지만, 이것은 결국 근육을 팽팽하게 당겨 출산 도관을 확장시켜준다.

음양은 하나의 연속체다. 이것은 완전한 원을 그린다. 우리는 흔히 낮을 밤의 정반대인 것으로 생각하지만 일출과 일몰은 갑자기 생기는 게 아니다. 낮과 밤은 지구가 일정하게 태양 주위를 돌기 때문에 생기는 것이다. 이와 같이 음양의 순환은 모든 생물이 끊임없이 운동하고 있다는 것을 보여준다. 이런 운동이 원활하게 진행되면 우리는 균형과 조화를 경험한다. 처음 차를 운전했을 때의 기분을 떠올려보라. 떨리는 가운데서도 미묘한 흥분을 느꼈을 것이다. 그리고 초보자는 누구나 그러하듯 한 번쯤은 핸들을 너무 돌려 벽에 차를 박은 경험도 있을 것이다. 바퀴를 크게 돌려야 한다고 생각했기 때문이다. 그러나 사실은 바퀴를 약간만 돌려서 균형을 유지해야 했다.

간혹 사람들 중에는 아슬아슬한 상황을 즐기는 이들도 있다. 그래서 삶에 균형이 잡히면 열정, 전율, 에너지, 강렬함 등이 사라졌다고 생각한다. 그러나 사실 살아 있다는 스릴을 느끼기 위해 아찔한 상황을 연출할 필요는 없다. 계곡이 험한 겨울 산을 등반하거나 7m나 되는 파도를 탈 필요는 없는 것이다. 왜냐하면 자신의 내면을 탐구하면 똑같은 흥분을 느낄 수 있기 때문이다. 그곳의 강렬한 생명력을 이용하면 된다. 이것이야말로 외적인 조건에 의존하지 않는 참된 흥분인 것이다.

몸은 자연적으로 건강, 행복, 활력을 지향하며, 끊임없이 균형을 추구한다. 그것은 정말 아름다운 일이다. 우리가 해야 할 일은 이를 방해하지 않는 것이다. 몸이 균형을 이루면, 감정은 침묵한다. 그래서 쉽게 감정이 흔들리지 않게 된다. 몸이 편안할 때 우리는 고요한 연못처럼 평화롭다. 삶이 우리에게 제공하는 많은 경이로움에 응답하게 된다. 집중력이 높아지고, 마음이 열리면서 정신을 받아들일 수 있게 된다. 만약 우리의 몸이 균형을 잃어버리면 고요했던 연못에도 파문이 인다. 물이 흐려진다. 그러나 돌을 더 던지지 않으면 결국 연못은 다시 잔잔해진다.

몸이 균형을 찾게 되면 우리는 그것을 본능적으로 알 수 있다. 왜냐하면 정신이 명료해지고, 에너지가 솟아나며, 솔직해지고 모든 감각이 민감해지기 때문이다. 우리는 이성과 감정, 육체의 조화를 이뤄 정신에 다가갈 필요가 있다. 그리고 정신의 능력을 높이려면 우리를 가볍게 만드는 음식물을 먹을 필요가 있다. 나는 지금 몸무게를 말하는 게 아니다. 감정적으로나 신체적으로 불필요한 것들을 버릴 때, 그것들에 매달리지 않을 때 우리는 가벼워진다.

변화, 균형의 또 다른 이름

균형은 정적인 상태가 아니다. 그것은 동적인 성질을 지녔다. 이것은 아무리 강조해도 지나치지 않다. 모든 살아 있는 유기체는 계속 변한다. 현재의 나는 5년 전, 아니 5분 전의 나와도 같지 않다. 마찬가지로 영양 섭취에 대한 필요성도 계속 변한다. 우리 몸이 계속 변하기 때문이다. 균형은 언제나 상대적인 것이다. 우리는 생활에서 일어나는 모든 것: 신체적인 상태와 활동, 음식, 감정, 나이, 긴장 정도, 심지어는 날씨 등에서도 영향을 받는다. 영양분을 섭취하는 것은 몸과 친분관계를 다시 맺는 것을 의미한다. 그 관계를 통해서 몸이 균형을 이룬 때를 알고, 그렇지 않을 때도 알고, 균형을 이루기 위해 어떻게 해야 하는지도 알게 된다.

내 고객인 얀은 1년 동안 대학원을 다녀본 후, 학과 과정을 따라가려면 다양한 음식물을 섭취해야 된다는 걸 알았다. 그는 채식주의자였다. 그러나 그의 몸은 그에게 "고기를 원한다"고 말하고 있었다. 그는 믿을 수 없다는 투로 내게 말했다. "저는 다시 고기를 먹기 시작했어요. 시험공부를 하려면 에너지가 많이 필요하거든요. 어젯밤에는 스테이크를 먹기도 했어요." 내가 그 이유를 묻자 그는 이렇게 말했다. "내가 다시 고기를 먹으리라고는 생각하지 않았지만 난 깨달았어요. 내 몸이 원하는 것을 받아들여야 한다는 것을요."

얀의 일화는 몸의 욕구가 어떻게 변하는지, 그리고 이런 변화를 수용하는 게 얼마나 중요한지를 잘 설명해준다. 얀에게 이것은 특별한 경험이었다. 그는 자신에게 아주 솔직해져야 했다. 그는 몸의 메시지를 쉽게 무시해버릴 수도 있었다. 그 메시지에 귀를 기울이려면 자신이 지금까지 지켜왔던 가치를 포기해야 했기 때문이다. 그러나 그는 자신이 채식가라는 생각에 사로잡히는 대신 몸이 내는 소리에 귀를 기울이기로 했다. 그가 고기에 대한 갈망을 받아들이자 그것은 바로 그 시점에서 그에게 가장 강력한 에너지를 제공해주었다.

물론 균형은 삶의 최종적인 목표가 아니다. 그것은 삶이라는 여행의 한 부분일 뿐이며 항상 현재 진행중인 일상이다. 정신적인 성장도 마찬가지다. 어느 날 갑자기 성장의 꼭대기에 다다라서 평생 동안 마음이 풀어진 채로 햄버거를 먹을 수 있는 것은 아니다. 또한 균형의 힘이 나서서 우리가 방심하지 않도록 항상 채찍질을 가하는 것도 아니다. 그러나 고맙게도 우리는 음식을 통해서 균형을 이룰 수 있는 기회를 수없이 접할 수 있고, 그런 상태에서 직접 정신과 대면할 수 있다.

영양분의
근 · 원 · 을 마주하다

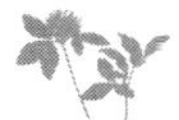

내 친구는 기묘하지만 사람의 마음을 끄는 습관을 하나 가지고 있다.
그는 길가에 짚신을 몰래 놓아두는 것을 즐긴다.

● 익큐*Ikky*, 15세기 선도사

외나무 다리를 만났을 때

어느 날 도둑질을 하다가 붙잡힌 두 사람이 왕궁으로 끌려왔다. 그런데 그 둘은 공교롭게도 왕의 친구들이었다. 그들은 왕 앞에서 죄를 시인하고 용서를 구했다. 왕은 마음이 무거워졌다. 도둑질을 한 자는 사형에 처하는 것이 그 나라의 법이었기 때문이다. 왕은 자기 손으로 친구들의 목숨을 빼앗을 수 없어 그들에게 도망칠 수 있는 기회를 주기로 했다. "이렇게 하지." 왕이 말했다. "국경에 계곡이 하나 있네. 내가 그 계곡에 밧줄을 하나 쳐놓겠네. 자네들은 그 밧줄을 밟고 계곡을 건너야 하네. 반대편으로 무사히 건너가기만 하면 자네들은 자유네. 하지만 이 왕국으로 두 번 다시 돌아와서는 안 되네."

둘은 무척 기뻐했다. 계곡에 다다를 때까지 자신들은 운이 좋다고 생각했다. 인생을 살면서 그 같은 기회는 자주 주어지지 않는다. 첫번째 사람은 조금도 지체하지 않고 밧줄을 따라 계곡을 건넜다. 그러나 두번째 사람은 밧줄 위에 서자 갑자기 극심한 현기증을 느꼈다. 그는 걸음을 멈추고, 밧줄이 너무 좁으며 계곡은 너무 깊고, 건너가야 할 거리는 너무 멀다고 생각했다. 먼저 반대편에 도착한 친구가 함께 가자고 요란하게 손을 흔들었다. 뒤로 가면 죽을 게 확실하고, 앞으로 가면 새로운 삶의 기회가 주어진다. 밧줄 위에 서서 그 남자는 소리친다. "말해주게 친구, 자네는 어떻게 해냈어? 어떻게 건넜어?" 맞은편 남자가 대답한다. "확실히는 모르겠어. 내 몸이 왼쪽으로 너무 기운다고 생각되면 오른쪽에 체중을 싣고, 오른쪽으로 너무 기우는 것 같으면 왼쪽으로 몸을 기울였을 뿐이야."

그 사람이 밧줄을 건넜는지는 모른다. 얘기는 거기서 끝나기 때문이다. 우리 인생에도 건너야 할 다리가 있다. 그것도 연속적으로 말이다. 각각의 다리는 새로운 변화, 정신의 성장을 나타낸다. 이 우화는 우리에게 선택권이 있다는 것을 말해준다. 성장은 끊임없이 변화를 요구한다. 인생을 살면서 건너야 할 순간이 오면, 아무리 가슴이 뛰더라도 의지에 따라 건너편 물가로 건너갈 수 있어야 한다. 물론 그대로 머물 수도 있지만 말이다. 사실 우화에서 그 두 사람이 처한 상황은 현실보다는 극단적이다. 건너가지 않으면 죽을 수밖에 없다. 그런 상황에서 두번째 사람은 공포, 의심, 미지의 것에 대한 불안 때문에 삶을 선택하는 걸 머뭇거렸다. 그러나 첫번째 사람은 변화를 받아들였고 익숙하지 않은 것을 두려워하지 않았다.

다행스럽게도 실제 우리의 인생에서는 앞 우화에 나오는 것처럼 생명을 걸고 줄타기를 해야 하는 순간은 별로 없다. 다리를 건너는 것이 꼭 위험한 것은 아니다. 그러나 낡은 목재 다리를 건너건, 튼튼한 다리를 건너건, 한 가지 사실은 우리 모두에게 해당된다. 어느 다리건 다리를 지키는 사람이 있어서 우리를 도와준다는 사실이다. 우화 속의 첫 번째 남자는 그의 친구에게 다리 건너는 법을 조언해주었다. 아마 우리에게는 이 책이 그 조언자의 역할을 해줄 것이다. 나 역시 당신들을 도와주는 다리지기다.

삶의 한 형태에서 다른 형태로 건너가는 유일한 방법은 행동을 취하는 것뿐이다. 말만 앞세울 게 아니라, 실제로 행동으로 옮겨야 한다. 땅이 단단하다는 걸 확신하기까지는 조금 머뭇거릴 수도 있다. 그러나 아무런 문제가 없다는 걸 알면, 행동을 취해야 한다. 물론 행동을 하기까지는 커다란 용기가 필요하다. 이 책에 나오는 정화 프로그램을 따르는 것도 하나의 용기 있는 행동이다. 미니 정화를 하는 것도 그렇다. 가족에게 무공해 고기와 유제품을 먹여야겠다는 생각 또한 하나의 행동으로 볼 수 있다. 대개 한 가지 행동을 취하면 또 다른 행동을 취하게 마련이다. 왜냐하면 행동을 취할 때마다 그것이 삶에 유익하다는 사실을 깨닫게 되기 때문이다. 한번에 뛰어서 다리를 건널 수는 없다. 자신이 있는 곳에서 작은 행동을 취함으로써 다리 건너기는 시작된다. 도중에 쉴 필요가 있으면 쉬어도 좋다.

오늘날 우리는 원하는 대로 세상을 살 수 있다. 내가 이 사업을 시작했던 1960년대에는 음식과 자의식은 하위문화에 속해 있었다. 그 당시 채식주의자는 굉장히 희귀한 사람이었다. 자신이 먹을 두부를 직접 만든다는 것도 하나의 화젯거리였다. 오늘날 사람들은 적극적으로 신체, 정신, 직업 같은 생활의 모든 측면을 통합하려 한다. 자신을 강화할 수 있는 방법을 적극적으로 모색한다. 신선한 유기농 채소를 일년 내내 구할 수 있게 됐으며, 채식주의자들도 굉장히 많아졌다. 그래서 이제 나는 혼자가 아니라는 생각에 마음이 편안하다. 지금 주위를 둘러보라. 자신들의 삶에서 융화와 완전함과 정신을 공유하려고 하는 다른 많은 사람들을 보게 될 것이다.

하나의 다리를 건너면 왔던 곳을 항상 방문할 수 있지만 다시는 그곳에서 살 수 없다. 햄버거, 감자튀김, 밀크셰이크를 먹으면서 자랐던 사람이라도 일단 정화의 효과를 경험하고 나면 더 이상 그런 음식을 자주 먹을 수 없게 된다. 일단 영양분의 깊은 맛을 보면, 우리는 생활패턴을 더 좋은 방향으로 바꾸고 싶어 한다. 다리를 건너려면 우리 자신의 일부를 뒤에 남겨 놓아야 한다. 즉 삶의 변화는 탄생은 물론 상실 역시 포함하고 있는 것이다. 그러나 걱정하지 마라. 삶의 여행에 도움이 되지 않는 것들만 포기하면 된다. 그리고 그 대신 마음속에 있는 더 귀중한 것을 얻게 될 것이다.

지금은 고전이 되었지만, 빌 모예서와 조셉 캠벨은 《신화의 힘》이라고 하는 책에서 신화라는 렌즈를 통해 생명의 의미와 신비를 논한다. 인터뷰 끝에 캠벨은 놀라운 말을 한다. "나는 삶에 어떤 목적이 있다고 생각하지 않아요. 삶은 재생산, 그리고 존재하고 싶어 하는 많은 원형질로 이루어져 있다고 생각해요." 모예스는 약간 놀라고 분노한 목소리로 "그건 사실이 아닙니다. 그건 사실이 아네요."라고 대답한다.

캠벨의 설명은 계속된다. "잠깐만, 흥분하지 마세요. 나는 '순수한 삶에는 특별한 목적이 없을 수도 있다' 는 뜻에서 그렇게 말한 거예요. 그러나 인간은 예외적인 존재지요. 가능성을 쫓는 것이 삶의 미션이니까요. 어떻게 쫓냐고요? 행복을 쫓으면 됩니다. 우리는 우리가 삶의 중심에 있을 때와 그렇지 못할 때의 차이를 알고 있으니까요. 돈을 많이 벌더라도 삶의 중심에 있지 못하면 생명을 잃게 되고, 돈을 못 벌더라도 삶의 중심에 있으면 행복함을 느낄 거예요." 이 대답에 만족한 모여스는 이렇게 말한다. "중요한 것은 운명이 아니라 여행이라는 당신의 생각이 마음에 들어요."

부엌의 연금술사가 되라

우리는 불과의 일상적인 접촉을 통해서 정기적으로 변화할 수 있다. 음식물을 조리할 때만 불이 필요하다고 여기는 것은 옛날 사고방식이다. 불은 음식을 영양분으로 바꾸는 연금술의 재료며, 땅에서 나는 것을 더 쉽게 소화시킬 수 있는 형태로 바꿔주는 중요한 도구다. 그러나 오늘날 많은 사람들은 불을 가까이 하지 않는다. 인스턴트 식품, 편의점, 레스토랑들이 많이 생기고 난 후부터 사람들은 불을 사용하지 않고도 음식을 먹을 수 있게 됐다. 나는 이러한 사실이 몹시 안타깝다. 누군가에게 어떤 것을 강요할 마음은 없지만, 이것만큼은 강요해야겠다. 제발, 우리들은 불과 더 자주 접촉할 필요가 있다.

한번은 오랫동안 알래스카 국립공원에서 일한 사람을 만났다. 그의 이름은 레이였다. 나는 그가 알래스카 원주민들과 함께 살았었다는 걸 알고는 이렇게 물었다. "그 사람들은 뭘 먹지요?" 문화나 정치, 경제에 대해서 관심을 갖는 사람들처럼, 나는 항상 음식에 관심이 있었다. 레이는 그에 대한 흥미로운 이야기와 자신의 견해를 말해준 후, 친절하게도 '코유쿡Koyukuk 인디언' 문화에 관한 책을 빌려주었다. 그 책의 제목은 《황무지의 발자취 Tracks in the Wildland》였다. 이 꼼꼼한 연구서에서 나는 불과 음식물에 대한 다음과 같은 내용을 읽었다.

'음식물을 존경하는 마음은 먹는 방법을 통해서도 나타난다. 음식물을 귀하게 여기는 코유쿡 인디언들은 불을 지피고 깨끗한 나뭇가지를 깔고 앉는 등 어떤 형식을 갖추지 않고서는 밖에서 먹으려고 하지도 않는다. 그들은 음식물을 언제나 데워 먹었다. 그러나 현대인들은 불 주위에 모여서도 차가운 음식을 먹는다.' 한 코유쿡 여인은 이렇게 경고했다. "불을 지피지 않으면 병이 날지도 몰라요."

불은 모든 발명과 발견을 가능하게 한 인간의 첫번째 성과다. 과거에 불은 보호해야 할 귀중한 것이었다. 불을 얻는 것이 매우 어려웠기 때문이다. 그런데 오늘날 우리들은 불 대신 전기를 사용한다. 음식을 데울 때도 전자레인지를 사용한다.

이미 가공되어 포장된 음식을 사다가 먹는 것은 정말 무미건조하다. 그럴 때 우리들은 음식을 선택하는 그 순간에만 독창성을 발휘한다. 그에 반해 직접 음식을 만드는 행위는 독창적이고도 창의적인 행위다. 각각의 재료들을 자유롭게 골라서 자르고, 조각내고, 갈아서 재료들을 뒤섞는 과정을 생각해보자. 흙, 공기, 물 등 모든 원소를 사용해 요리를 만드는 것을 상상해보자. 이 과정에 불을 더하면, 당신은 부엌의 연금술사가 될 수 있다. 불의 도움을 받으면, 채소가 수프로 변하고,

생선은 먹음직스러운 고급 먹거리로 변하고, 밀가루와 물은 빵이라고 불리는 기적으로 변한다. 이와 같은 과정은 우리에게 많은 영양분을 제공해준다.

나는 강연회에서 신학을 공부하는 한 여학생을 만났는데, 그녀는 자신의 생활에서 신을 찾는 일에 큰 열정을 보였다. 그녀가 강연회에 참여한 이유는 내면의 보다 깊은 부분과 접촉하고 그것을 발전시키고 싶었기 때문이었다. 그녀는 혼자 자취생활을 했기 때문에 주로 냉동된 채소를 전자레인지에 녹여서 요리를 한다고 했다. 나는 그녀의 얘기를 들으면서 그녀가 푸른색과 하얀색 등 아주 추운 색깔의 옷을 입고 있는 것을 눈여겨 보았다. 나는 그녀에게 진짜 불을 이용해서 음식을 만들어보라고 제안했다. 비록 그녀가 냉동 채소를 먹을지라도 이를 불을 사용해서 녹여야 한다고 말해주었다. 그녀는 내 말을 듣고 깜짝 놀란 표정을 지었다. 그것은 그녀에게 혁명적인 생각이었던 것이다. 불이 정열을 되살려주고, 내면으로 눈을 돌리도록 도와줄 수 있다는 걸 생각지 못했기 때문이다.

나는 이 여학생에게 많은 연민의 정을 느꼈다. 그녀는 생동감 있게 살기를 원했지만 그녀의 생활은 꽁꽁 얼어붙어 있었다. 나는 불쑥 그녀에게 "붉은 속옷을 입어요."라고 말해버렸다. 강연회가 끝난 다음 그녀는 개인적으로 나를 찾아와서 더 많은 정보를 구했다. "더 알아야 할 게 있을까요?" 그녀가 물었다. "그렇고말고요!" 나는 그녀에게 붉고 노란 채소를 더 많이 먹으라고 했다. 그녀는 내 말을 이해한 듯했다. 한 달 후, 그녀는 다시 강연회에 참석했다. 그녀는 짙은 붉은색과 밤색 옷을 입고 있었다. 색상이 그녀와 잘 어울렸다. 그녀는 아주 따뜻해 보였다.

장미나무가 아름다운 이유

　　내 고객인 조지아는 대단한 성장을 이룩했다. 그렇지만 그녀는 또 다시 암 선고를 받고 말았다. 조지아는 그 사건으로 인해 큰 타격을 받았다. 혼란과 분노를 느꼈다. 그리고 몇 달 만에 처음으로 자기가 가장 좋아하는 아이스크림을 먹었다. 그리고 다음 날 아침 채소를 큰 접시 가득 담아서 먹었다. 그녀는 채소 요리를 먹으면서 혼자 중얼거렸다. "이건 먹을 자격이 있어." 그렇다, 그녀는 두 번째 암 진단을 받았다. 그래서 그녀는 화가 났다. 그러나 그녀는 곧 치료를 받아야 하며, 사랑을 베풀고 살아야 한다는 사실을 깨달았다. 그녀는 중얼거렸다. "나를 또 다시 파괴할 수는 없어. 그럼 나만 상처받게 돼. 그럴 수는 없지. 난 아이스크림 아닌 채소를 먹어야 해." 그녀는 싱싱한 채소를 한 입 가득 먹었다.

　　그로부터 얼마 지나지 않아, 조지아가 내 사무실로 찾아왔다. 나는 장미를 아니, 장미덤불을 보여주려고 그녀를 정원으로 데리고 나갔다. "장미는 각각의 단계마다 독특한 아름다움을 지니고 있지." 몇 주만 있으면 이 가시투성이 나무에 향기로운 붉은 꽃들이 매달려 있을 것이었다. 그녀에게 말했다. "장미로 피어날 가능성을 지닌 이 나무가 실제 장미보다 못한 점이 있나요?"

　　정신적인 성장은 일직선으로 쭉 뻗어나가지 않는다. 성장을 급하게 달성할 수도 없거니와 한번 시작된 성장을 억제할 수도 없다. 우리가 할 수 있는 일은 매일 최대한의 능력을 발휘해서 우리 자신을 사랑하고 기운을 북돋아주는 것이다. 그리고 아마도 가장 어려운 일이겠지만, 인내심을 기르는 일이다. 우리는 정보, 서비스, 음식 같은 것을 빠르고 편리하게 얻는 데 익숙해져 있다.

우리는 라이너 마리아 릴케의 말에서 이러한 문제에 관한 현명한 조언을 얻을 수 있다. "시간은 측정할 수가 없다. 그렇기 때문에 몇 년이라든가 몇 십 년은 아무 것도 아니다." 또한 릴케는 이렇게 말한다. "예술가가 된다는 것은 수를 세거나 계산하는 사람이 된다는 말이 아니다. 봄의 폭풍이 지나면 여름이 오지 않을지도 모른다고 두려워하지 않고, 그저 인내심을 가지고 묵묵히 기다리는 나무처럼 살아가겠다는 말이다. 여름은 오게 되어 있다. 그러나 이 여름은 참을성 있는 사람들에게만 찾아온다. 나무들은 무심하게 그리고 조용하게 항상 같은 곳에서 기다린다. 나는 그것을 매일 배운다. 사랑하는 사람들과 함께 인내의 중요성을 배운다!"

조지아와 나는 잠시 장미덤불을 바라보았다. "내가 깨달은 것은 지금까지 내가 달성한 것을 기뻐해야 한다는 것입니다. 말하자면, 나는 장미 봉오리일 수도 있고, 혹은 잎이 떨어지려고 하는 꽃일 수도 있어요. 우리 눈에 보이지 않는 광합성 같은 자연체계의 일부일 수도 있고요." 그녀는 깊은 숨을 내쉬고는 눈을 감았다. 그러고는 다시 눈을 뜨고 천천히 말했다. "제가 어디에 있든지 저는 제 자신을 인내하고, 결점과 함께 모든 것을 힘 있게 받아들일 거에요."

그녀의 얼굴에 미소가 퍼졌다. 무슨 말을 더 할 수 있겠는가? 나도 그녀에게 마음을 담은 미소를 보냈다.

마음의 눈

정신은 마음을 통해서 작용하며, 마음의 언어는 평범한 언어의 세계를 초월한다. 열정, 동정, 조건 없는 사랑과 자신, 다른 사람들을 발전시키는 능력이 바로 마음의 언어다. 오늘날 우리에게 더없이 필요한 것은 주의를 기울여 침착하게 의식을 개발하고 삶의 구석구석을 들여다보는 일이다. 아무리 보잘것 없는 작은 것이라도 우리의 관심을 끌 수 있다. 식기를 닦는 일조차도 집중력을 개발시키는 훈련이 될 수 있다. 그러나 내가 여기서 가장 강조하고 싶은 것은 온 마음을 다해 영양분을 공급받으라는 것이다. 영양분은 마음에 활력을 불어넣어주고 그것을 강화시켜준다. 그것은 이성과는 거의 관계가 없다. 물론 기본적으로 지적 이해력은 중요하다. 어떤 음식물이 가장 좋은가, 어떻게 음식을 준비해야 하고, 조합하며, 언제 먹어야 하는가 등 처음으로 영양분 공급에 관해 배울 때는 이해력이 몹시 중요하다. 그러나 일단 영양분 공급의 세계를 이해하고 나면 이를 마음의 세계에도 응용할 수 있어야 한다.

중세의 유대인 사상가인 메이모니즈 *Maimonides*는 이렇게 말했다고 한다. "우리들은 마음의 눈을 통해 신을 이해한다. 마음의 눈이란 직관을 뜻한다." 직관은 신의 존재를 느끼게 하는 원천일 뿐 아니라 삶을 사는 방법을 알아내는 도구이기도 하다. 마음의 눈은 동정과 사랑의 눈이며, 이를 통해서 우리는 자신을 정신적 존재, 의미와 목적을 가진 존재로 인식한다. 일단 이것을 진실이라고 인식하면, 당연히 우리는 자신을 발전시키고 싶어 한다.

시간이 지나면, 우리는 이 영양분을 마시고 먹는 것에서 받아들이기 시작한다. 우리가 우리 내면에 있는 이 장소에 관심을 기울이면 기울일수록, 우리는 그만큼 혼재에 더 충실할 수 있고, 애정을 지닐 수 있으며, 활동적이고, 합리적이며 순수한 사람이 된다. 삶의 모든 것이 우리를 발전시킨다. 또한 우리가 다른 사람들에게 영양을 공급해줄 수도 있다는 것을 알게 된다. 우리도 다른 사람들의 여행을 도울 수 있다.

우리의 정신을 표현하고 구현하려면 엄청난 용기가 필요하다. 그리고 그것은 우리를 계속 시험한다. 몇 번을 넘어지더라도 여행을 계속할 수 있는 용기가 필요하다. 우리에게는 잠에서 깨어나야 할 책임이 있다. 정신을 발전시키면 시킬수록, 우리에게는 보다 많은 정신적인 삶이 주어진다. 정신적으로 고취된 삶을 산다고 해서 사원이나 교회에 다닌다는 말은 아니다. 자녀를 어떻게 돌보고, 차를 어떻게 운전하며, 동료들에게 어떻게 말하고, 친구들, 이웃들, 점원들, 낯선 사람들을 어떻게 대하느냐의 문제인 것이다. 우리는 매일 정신적인 삶을 살 수 있다. 정신적인 삶이란 삶을 바라보는 한 가지 태도일 뿐 아니라 삶에 포함된 부분이기도 하다. 우리가 마음을 열고 받아들일 자세를 취하면, 우리는 직관의 목소리를 들을 수 있다. 이 간단한 운동을 해보라. 주먹을 쥔다. 주먹을 편다. 손으로 주먹을 쥐었을 때 기분이 어떠한가? 손을 펼 때 기분은 어떠한가? 이제 마음을 가지고 똑같은 운동을 해본다. 마음을 연다. 마음을 닫는다. 그리고 다시 마음을 연다.

치유란 진정한 자신을 인식하고 그것을 혼쾌히 받아들이는 과정에서 일어난다. 사실을 무시하거나 자신을 학대하는 길 대신 조지아의 경우처럼 자신의 발전을 위해 진실을 받아들일 경우 치유력은 강해진다. 가치 있는 일들처럼, 영양분 공급도 하나의 과정이다. 그것은 시작이지

끝이 아니다. 우리가 정신적인 길을 걷기로 약속을 한 후에도, 우리에게는 아직 선택권이 있다. 나는 거의 평생 동안 변화를 일으키는 영양분을 섭취하고 있지만 아직도 매일 선택을 한다. 현재와 같이 나 자신과 남을 사랑하기로 선택할 수도 있고, 그냥 편안한 곳으로 숨어버릴 수도 있다. 아니, 사실은 그렇지 않다. 정신적인 삶을 따르다보면, 자연히 더욱 더 옳은 길로 가게 된다. 자연히 말이다.

영양분 공급을 실행해보자. 실행을 잘하면 실행하고 있다는 것조차 잊어버린다. 무엇인가를 완전히 배우면, 거기에 대해 할 말이 생긴다. 마음을 다해 나는 지금 영양분을 섭취하는 법을 배우고 있다고 말하자.

PART 4 오감을 만족시키는 조리법

: 간단히 할 수 있는 맛있는 요리들

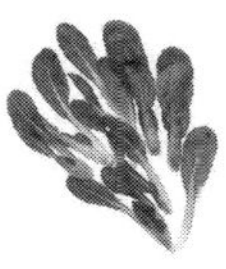

수프 ● 샐러드 ● 드레싱과 소스
채소 요리 ● 곡물 ● 메인 디시
아침 식사 ● 과일 ● 후식

부엌은 내가 좋아하는 공간이다. 부엌에서라면 몇 시간이라도 보낼 수 있다. 부엌에서 나는 냄새가 마음에 들고, 내 마음대로 요리할 수 있어서 좋고, 아늑해서 좋다. 사람들이 가장 자주 모이는 곳이 부엌이라는 사실은 전혀 놀라운 일이 아니다. 우리 식구들은 언제나 부엌의 식탁에서 모임을 가졌으며, 난로 위에는 쌀이나 수프, 콩에 이르기까지 무엇인가를 담은 냄비가 항상 놓여 있다. 춥거나 비가 오는 날이면 나는 콩, 곡물, 씨, 견과 단지를 들고 식료품 저장실로 들어가는데, 그런 날이면 '할레아칼라 붉은 렌즈콩 수프'를 먹는다. 이 간소한 수프는 그날 부엌에 모인 가족들에게 온기와 영양분의 원천이 된다.

집 안에서는 부엌이 변혁의 중심지다. 부엌은 불을 규칙적으로 다룰 수 있는 유일한 장소다. 음식 재료를 호사스러운 요리로 바꾸려면 불이 있어야 한다. 내가 어렸을 때, 할머니는 언제나 부엌에서 음식을 만드셨다. 그때마다 부엌의 냄비 안에서 무언가가 지글지글 끓는 소리가 온 집안에 퍼지곤 했다. 쌀, 병아리콩, 강낭콩, 리마콩, 커민과 함께 찐 양고기, 뭉근하게 찐 채소, 홍당무, 토마토, 완두콩. 가지, 생선, 올리브, 피타, 치즈 냄새가 부엌에 가득했다. 그곳은 엄청난 일이 일어나는 곳이며, 음식들이 지닌 끝없는 독창성을 배우기에 알맞은 장소다.

다행히도 나는 재택근무를 하기 때문에, 하루 종일 부엌을 들락거릴 수 있다. 대부분의 고객들은 내가 상담하다가도 벌떡 일어나서 부엌으로 달려가는 것에 익숙하다. 그들은 곧 내가 맛좋고 영양만점인 음식을 들고 나올 것이라는 걸 알고 있다. 고객이 집에 돌아가 먹을 수 있도록 음식을 그릇에 담아줄 때도 있다.

처음에는 정화에 필요한 일정한 조리법들만 고객에게 알려줬다. 그러나 시간이 지나면서, 일년 내내 비슷한 식단으로 정화를 하는 것은 사람들에게 고통일 거라는 생각이 들었다. 그래서 다양한 재료를 사용해서 새로운 조리법들을 만들어내기 시작했다. 여기에 수록된 조리법들은 다년간에 걸쳐 완성된 것들이다. 요리들도 고객들로부터 영감을 받아서 개발한 것, 전통적인 조리법을 독창적으로 수정해놓은 것 등 다양하다. 이런 요리는 무척 맛있지만 그 재료들이 아주 정갈하기 때문에, 식탐을 불러일으키지는 않을 것이다. 이 책의 재료 리스트에는 밀, 정제된 설탕과 낙농제품이 빠져 있다. 모든 사람들에게 담백하고 에너지가 많은 요리를 공급하기 위해서다.

내게 가장 큰 영향을 미친 조리법은 일본식 조리법과 지중해식 조리법 두 가지다. 나는 어렸을 때 터키에서 가장 신선한 과일과 채소, 질이 좋은 올리브 오일을 알아보는 법과 간단한 생선요리를 만드는 법을 배웠다. 그리고 그 후로 오랫동안 일본문화와 그들의 건전한 식생활에 매우 마음이 끌렸다. 일본의 전통음식은 주로 채소, 해초, 쌀, 생선을 주재료로 하였고, 음식과 그것의 미에 관해서도 깔끔한 기준을 세워놓고 있다. 1970년대 초 나는 일본인 주방장인 히로시 하야시에게 요리를 배웠다. 그리고 그 후로 많은 일본인 교환 학생들을 하숙생으로 받았는데,

그들을 통해서도 일본에 대해 많이 배울 수 있었다. 그들은 예술에서 음식에 이르기까지 일본문화의 단순하고 우아한 미학을 전수해줬다.

내가 소개할 조리법들은 지중해와 일본의 두 문화로부터 영향을 받았다. 그것들 대부분은 정화를 하는 데 적합하다. 그러나 몇몇은 정화에 적합하지 않는데, 그런 것들은 주를 달아놓았다.

내가 제시할 조리법은 모두 비교적 쉽고 빠르게 준비할 수 있다. 바쁜 사람들을 위해 아주 짧은 시간에 영양이 풍부한 식사를 할 수 있도록 새로운 조리법을 개발한 것이다. 그리고 요리를 할 것인지 결정하는 것을 돕기 위해 각 요리를 만드는 데 소요되는 시간을 표시해두었다.

조리법이 효력을 발휘하는 곳은 부엌이다. 각각의 조리법을 시험해보고, 자신의 욕구나 필요에 따라 요리 스타일을 조금씩 수정해서 독자적인 창작물을 만들어볼 것을 권한다.

내 가정에서부터 모든 가정에 이르기까지, 모든 사람들이 잘 먹고 즐기길 바란다.

바바의 묽은 수프(칼슘 수프)

8인분(1인분 230g) 용 • 준비시간 10분 • 조리시간 1시간 반 • 4계절 음식

'바바' 란 '아버지' 를 가리키는 애칭이다. 우리 아이들은 항상 내 남편을 '바바' 라고 불렀다. 우리 집에서는 남편이 묽은 수프를 제일 잘 만들기 때문에 이 조리법은 그의 애칭을 땄다. 그는 뿌리채소로 만든 영양가가 풍부한 묽은 수프에 통달했다.

칼슘과 미네랄이 풍부한 이 묽은 수프는 정화할 때나 몸이 피곤할 때 매우 뛰어난 치료효과를 발휘한다. 이 수프를 종일 차처럼 마시면 좋다.

재료 … 바바의 묽은 수프 1

커다란 케일 잎 3~4개, 사탕무 잎 3~4개, 셀러리 줄기 4개, 파슬리 큰 송이 1개, 물 8컵 그리고 다음 중 어느 것을 첨가해도 좋다 : 깨끗이 씻은 쪽파 작은 것 2개, 반으로 잘라 손질한 셀러리 뿌리 몇 개, 크레송(물냉이. 미나리로 대체 가능하다) 1묶음, 시래기 2~3개

바바의 묽은 수프 2

사탕무 2개, 셀러리 뿌리 1개, 우엉 2개, 검정순무 1개, 작은 순무 1개, 작은 자주색 순무 1개, 셀러리 줄기 2개, 물 8컵

※ 모든 조리법에서 1컵은 200cc를 기준으로 한다.

조리법 …

1. 채소를 씻고 셀러리는 반으로 자른다.

2. 채소를 모두 큰 냄비에 담고 물을 부은 다음(대략 냄비의 3/4 정도 물을 붓는다) 끓인다.

3. 내용물이 끓기 시작하면 불을 줄이고 뚜껑을 덮은 다음, 1시간 반 이상 약하게 끓인다. 필요하면 냄비를 불 위에 두고 하루나 이틀 정도 뭉근하게 더 끓여도 된다.

생강 - 쪽파 일본식 된장국

6인분 용 • 준비시간 15분 • 요리시간 30분 • 4계절 음식

재료 ·· 쪽파 작은 것 4개, 엑스트라버진 올리브 오일 1티스푼, 양파 2쪽, 당근 2개, 물 6컵, 얇게 자른 표고버섯 4개, 단단한 두부 60g짜리 2개, 다진 생강 1티스푼, 소금 2티스푼, 현미 일본식 된장 2티스푼

장식 ·· 얇게 자른 미역, 듬성듬성 자른 크레송이나 로켓(허브의 일종) 이파리

조리법 ···

1. 양파는 반으로 잘라 반달 모양으로 얇게 썬다. 당근은 성냥개비 모양으로 채 친다. 두부는 1.5cm 크기로 깍둑썰기 한다.
2. 쪽파의 뿌리와 단단하고 푸른 잎 부분을 잘라낸다. 하얗고 연푸른 나머지 부분을 찬물에 씻는다. 꼼꼼히 잘 헹구어서 파에 붙어 있는 모래를 제거한다. 흔들어 물을 털어낸 다음 얇게 썬다.
3. 큰 냄비에 올리브 오일을 두르고 쪽파, 양파, 당근을 부드러워질 때까지 볶는다. 볶은 채소가 잠길 정도로 물을 흥건히 붓고 끓이다가 표고버섯, 두부, 다진 생강, 소금을 넣는다. 물을 부어 농도를 낮춘다. 또 한 번 끓으면 불을 줄이고 뚜껑을 덮은 다음 25분간 은근하게 더 끓인다.
4. 그런 다음 그릇에 알맞은 양을 담고 일본식 된장을 풀어준다. 된장은 먹기 직전에 입맛에 맞게 적당한 양을 풀어준다. 미역이나 크레송, 로켓으로 장식한다.

• 변형 : 두부 대신 대구와 같은 갓 구운 흰살 생선을 이용한다.

할레아칼라 붉은 렌즈콩 수프

4인분 용 • 준비시간 5분 • 조리시간 45분 • 4계절 음식

지난 겨울, 우리 가족은 마우이 섬에 있는 할레아칼라 화산의 작은 별장에서 휴가를 보냈다. 그리고 어느 날 저녁에 우리는 모닥불을 피웠다. 별장은 해발 900m 높이에 있었고, 산 속의 저녁은 꽤나 쌀쌀했기 때문에 우리 모두를 따뜻하게 해줄 음식이 필요했다.

나는 보스턴에 있는 티베트 식당에서 맛보았던 렌즈콩 수프를 만들어야겠다는 생각을 했다. 모닥불 옆에서 먹었던 이 따뜻한 수프의 맛은 정말 환상적이었다. 조리법을 알려 달라고 한 친구도 있었다. 티베트에서 보스턴과 마우이 섬을 거쳐 당신 집 부엌에까지 똑같은 영양분을 제공하는 이 수프에 자신의 솜씨를 가미해보길 바란다.

재료 ⋯ 붉은 렌즈콩 1컵, 물 4컵, 순한 살사 소스 1/2컵 또는 잘게 썬 토마토 1/2컵, 작은 양파 다진 것 1개, 계피 1/4티스푼, 커민(자극적 향을 지닌 향신료) 1/2∼1스푼, 커리앤더 (향신료의 일종, 고수 가루라고도 한다) 1/4티스푼, 소금 1/2티스푼

장식 ⋯ 싱싱한 박하 잎

조리법 ⋯

1. 렌즈콩, 살사(또는 토마토), 양파를 중간 정도 크기의 냄비에 담고 물을 붓고 중간보다 높은 열로 끓인다.
2. 재료가 완전히 끓으면 불을 줄이고 뚜껑을 덮은 다음 약 15분간 더 끓인다.
3. 렌즈콩이 부드러워지면, 계피, 커민, 커리앤더, 소금을 넣고 저어준다. 그리고 20∼30분 더 끓인다. 수프를 그릇에 옮겨 담고 박하 잎으로 장식한다.

표고버섯 수프

4인분 용 • 준비시간 10분 • 조리시간 10~12분 • 봄, 여름 음식

재료 ⋯ 엑스트라버진 올리브 오일 1티스푼, 작은 양파 다진 것 1개, 얇게 자른 표고버섯 10가, 소금 1/2티스푼, 물 4컵, 갓 짠 라임즙 1~2티스푼, 미역이나 홍조류 또는 다시마 해초 가루 한 티스푼 반, 후춧가루 적당량

장식 ⋯ 듬성듬성 자른 로켓 또는 청경채 1컵, 어슷하게 썬 대파 1개

조리법 ⋯

1. 작은 냄비에 올리브 오일을 두르고 중간 불로 열을 가한다. 양파, 표고버섯을 넣고 양파가 부드러워질 때까지 약 5분간 살짝 볶고 나서 소금으로 간을 한다. 이와 동시에 다른 가스레인지 위에 냄비를 올려놓고 물을 끓인다.

2. 양파와 버섯에 끓는 물을 붓고 중간 불로 5분 이상 더 끓인다. 불을 끄고 입맛에 맞게 라임즙, 해초, 후추를 넣는다. 먹기 전에 로켓이나 청경채, 대파로 장식한다.

부드러운 아스파라거스 – 셀러리 수프

6~8인분 용 • 준비시간 20분 • 조리시간 30분 • 봄, 가을 음식

재료 ··· 쪽파 4개, 엑스트라버진 올리브 오일 1티스푼, 아스파라거스 650g, 셀러리 450g, 물 6컵, 커리앤더 가루 1티스푼, 소금 1티스푼, 후춧가루 1/2티스푼

장식 ··· 듬성듬성 자른 크레송 잎과 줄기 약간

조리법 ···

1. 아스파라거스와 셀러리는 잘게 썬다.
2. 쪽파의 뿌리와 단단하고 푸른 잎 부분을 잘라낸다. 하얗고 연푸른 나머지 부분을 찬물에 씻는다. 꼼꼼히 잘 헹구어서 파에 붙어 있는 모래를 제거한다. 흔들어 물을 털어낸 다음 어슷하게 썬다.
3. 큰 냄비에 올리브 오일을 두르고 중간 정도의 열을 가한다. 쪽파를 넣어 부드러워질 때까지 3~5분간 살짝 볶는다. 거기에 아스파라거스와 셀러리를 넣고 5~8분간 더 볶는다.
4. 볶은 채소에 물과 커리앤더 가루를 넣고 중간 불로 끓인다. 내용물이 끓으면 불을 줄이고 뚜껑을 덮은 다음 채소가 부드러워질 때까지 15분간 끓인다. 그런 다음 그것을 믹서에 넣고 소금과 후추로 간을 하여 갈아서 퓨레로 만든다. 그것을 그릇에 담고 크레송으로 장식한 후 먹는다.

케일 – 고구마 수프

6~8인분 용 • 준비시간 25분 • 조리시간 50분 • 가을, 겨울 음식

재료 … 마늘 한 통, 엑스트라버진 올리브 오일 3티스푼, ·쪽파 4개, 새로 난 로즈마리 잔가지 1개, 고구마 4개, 물 6컵, 작은 케일 잎 6~8개, 소금 1티스푼, 검은 생 후추 1/2티스픈

조리법 …

1. 고구마는 껍질을 벗겨 1.3cm 크기로 깍둑썰기 한다. 케일은 섬유줄기와 잎을 잘라낸다.

2. 오븐을 150도로 예열한다. 껍질을 벗기지 않은 통마늘을 준비하되 꼭지를 잘라 마늘의 속이 약간 보이게 한다. 마늘을 빵 굽는 데 쓰는 작고 얕은 그릇에 담는다. 마늘 위에 올리브 오일 1티스푼을 뿌리고 뚜껑을 덮은 다음 오븐에 넣어 20~25분간 굽는다. 익은 마늘을 오븐에서 꺼내 식힌 후 껍질을 벗긴다.

3. 쪽파의 뿌리와 단단하고 푸른 잎 부분을 잘라낸다. 하얗고 연푸른 나머지 부분을 찬물에 씻는다. 꼼꼼히 잘 헹구어서 파에 붙어 있는 모래를 제거한다. 흔들어 물을 털어낸 다음 어슷하게 썬다.

4. 올리브 오일 2티스푼을 큰 냄비에 두른다. 쪽파, 로즈마리 가지와 껍질을 벗긴 구운 마늘을 중간 불에서 살짝 볶는다. 쪽파가 반투명한 상태로 익으면 고구마를 넣고 부드러워지기 시작할 때까지 약 10분간 자주 저으면서 조리한다.

5. 그런 다음 물을 붓고 고구마가 완전히 부드러워질 때까지 약 12분간 약한 불에 끓인다. 좀더 묽게 하고 싶으면 물을 더 붓는다.

6. 거기에 케일을 넣어 약 4분간 살짝 데친 다음, 소금과 후추로 간을 한다.

• 변형 : 크림처럼 걸쭉한 상태로 만들고 싶으면 케일을 넣기 전에 내용물을 믹서에 넣고 갈아 퓨레로 만든다.

영양만점 뿌리채소 수프

....

6인분 용 • 준비시간 20분 • 조리시간 1시간 • 가을, 겨울 음식

재료 … 엑스트라버진 올리브 오일 2티스푼, 중간 크기의 양파 2개, 셀러리 줄기 2개, 다진 마늘 6쪽 분량, 당근 1~2개, 작은 감자 2~3개, 작은 페넬(양파와 비슷한 서양 채소) 1/4개, 작은 노란순무 작은 것 1개, 물 6컵, 일본식 된장 1티스푼, 파슬리 또는 커리 앤더 잎 몇 개

장식 … 가늘게 채 썬 대파 1/3컵 또는 듬성듬성 자른 크레송 잎과 줄기 1묶음

조리법 …

1. 양파는 깍둑썰기 하고 셀러리는 적당한 길이로 썰어둔다. 당근과 감자, 노란 순무는 껍질을 벗겨 채 썬다. 페넬은 속을 빼내고 역시 채 썬다.
2. 큰 냄비에 올리브 오일을 넣고 중불에 양파, 셀러리, 마늘을 넣어 3~5분간 자주 저으면서 살짝 볶는다.
3. 거기에 당근, 감자, 페넬, 노란순무를 넣고 물을 부어 채소가 푹 잠기도록 한 다. 냄비 뚜껑을 덮고 약한 불에서 45~60분간 푹 끓인다.
4. 사발에 물 1/2컵을 붓고 일본식 된장을 푼다. 파슬리나 커리앤더 잎은 잘게 썰어둔다.
5. 불을 끄고 풀어놓은 일본식 된장과 파슬리(혹은 커리앤더 잎)를 냄비에 넣고 휘젓는다. 먹기 전에 대파와 크레송으로 장식한다.

• 변형 : 크림처럼 걸쭉한 상태로 만들고 싶으면 믹서에 다 만들어진 뿌리채소 수프를 넣고 갈아 퓨레로 만든다.

콜리플라워 수프

6인분 용 • 준비시간 25분 • 조리시간 40분 • 가을, 겨울 음식

재료 ·· 엑스트라버진 올리브 오일 2티스푼, 작은 양파 1개, 다진 마늘 3쪽 분량, 커민 가루 1티스푼, 커리앤더 가루 1/2티스푼, 소금 1티스푼, 후춧가루 1/2티스푼, 큰 콜리플라워 1개, 당근 4~6개, 물 5컵

장식 ··· 김가루

조리법 ···

1. 양파는 큼직큼직하게 썰어둔다. 콜리플라워와 당근은 잘게 썬다.
2. 큰 냄비에 올리브 오일을 두르고 중간 불로 달군다. 양파와 마늘을 넣고 소금과 후추로 간을 하면서 재료가 옅은 갈색 빛을 띨 때까지 약 1분간 살짝 볶는다.
3. 그 냄비에 콜리플라워와 당근을 넣고 양파, 마늘과 잘 섞이도록 볶는다.
4. 볶은 채소가 흥건히 잠기도록 물을 냄비에 충분히 붓는다. 수프가 보글보글 끓으면, 뚜껑을 덮고 열을 중간보다 약하게 줄인다. 채소가 완전히 부드러워질 때까지 끓인다.
5. 한 컵 먹을 분량만큼의 수프를 믹서에 넣고 갈아 퓨레로 만든다. 그것을 그릇에 담고 김가루를 뿌려 먹는다.

아라메 샐러드

6인분 용 • 준비시간 30분 • 4계절 음식

이 맛좋은 해초는 다른 해초에 비해 감칠맛이 난다. 이 때문에 이전에 해초를 먹어본 적이 없는 사람에게는 아라메가 경이로운 해초의 세계로 들어가는 길이 된다. 내가 이 요리를 하면, '해초' 에 관해서는 대단히 신중한 식도락가에서부터 입맛 까다로운 십대에 이르기까지 모두들 좋아했다. 이 절묘한 샐러드를 만드는 비결은 볶은 참기름을 아낌없이 사용하는 데 있다.

재료 … 말린 아라메 1팩(50g), 붉은 피망 작은 것 1〜2개, 대파 6개, 참기름 3티스푼, 현미식초 2티스푼, 타마리 1티스푼, 깨소금 1티스푼

조리법 …

1. 피망은 반으로 잘라 씨를 빼고 잘게 채 썰고, 대파는 어슷썰기 한다.
2. 중간 크기의 사발에 찬물을 가득 담고, 아라메를 20분간 담가두었다가 건져내어 물기를 제거한다.
3. 그릇에 아라메와 나머지 재료(참기름, 현미식초, 타마리, 깨소금)를 모두 넣고 가볍게 섞어준다. 이 샐러드는 며칠간 냉장고에 보관해도 좋다.

• 정화상 주의사항 : 현미식초를 갓 짜낸 신선한 라임즙 2티스푼으로 대체할 수 있다.

라디키오 – 페넬 샐러드

4인분 용 • 준비시간 20분 • 4계절 음식

재료 … 작은 페넬 1개, 라디키오(ㅊ 커리의 일종. 붉은 양배추로 대체 가능하다) 1/2개, 잘게
채 썬 당근 1/2컵

[드래싱] 라임즙 2컵, 꿀 1티스푼(취향에 따라 안 넣어도 된다), 오렌지 1개, 소금
1/2티스푼, 후춧가루 1/2티스푼, 엑스트라버진 올리브 오일 1/4컵

조리법 …

1. 페넬은 4등분하여 속을 잘라내고 얇게 채 썬다. 라디키오는 반으로 잘라 심
   을 빼내고 얇게 채 썬다. 당근도 성냥개비 모양으로 채 썬다.
2. 오렌지는 갈아서 나머지 드레싱 재료와 함께 그릇에 넣고 섞는다. 그것들을
   올리브 오일에 넣고 잘 흔들어준다.
3. 페넬, 라디키오, 당근을 사발에 넣고 드레싱을 뿌려 잘 섞는다.

크레송 샐러드

4인분 용 • 준비시간 20분 • 4계절 음식

재료 … 2~3묶음의 크레송 잎과 줄기, 붉은 피망 1개, 무 갈은 것 1/4컵, 해바라기 싹(상추로
대체 가능하다) 1/4컵, 숙주나물 1/4컵, 홍조류 분말 1/2티스푼, 엑스트라버진 올리브
오일 2티스푼, 소금 1/4티스푼, 레몬즙 1컵

조리법 …

1. 크레송 잎과 줄기는 잘게 채 썬다. 피망은 씨를 빼내고 얇게 채 썬다.
2. 재료 모두를 한데 넣고 가볍게 뒤섞는다.

조리법 변형 1

움푹한 그릇에 검정순무 갈은 것 1컵과 노란순무 갈은 것 1컵을 넣고 섞는다.
레몬 1개를 짠 즙을 혼합해서 잘 섞는다. 그것을 잘게 썬 크레송에 뿌려 먹는다.

조리법 변형 2

무와 당근을 1 : 1 비율로 섞어서 갈은 것에 레몬 1개를 짠 즙을 넣고 휘저어서
드레싱을 만든다. 그것을 해바라기 싹 1/2컵과 잘게 썬 크레송에 뿌려 먹는다.

아보카도-붉은 양파 샐러드

4~6인분 용 • 준비시간 20분 • 봄, 여름, 가을 음식

재료 ⋯ 익은 아보카도 2개, 중간 크기의 붉은 양파 1/2개, 할레피뇨(청양고추처럼 매운 맛을 지닌 고추) 1개, 레몬 1개, 소금과 후춧가루(분량은 기호에 따라 적당히 선택한다, 홍조류와 다시마 알갱이 약간, 소렐(시금치과에 속하며 신맛이 난다) 중간 크기 1묶음

조리법 ⋯

1. 아보카도는 1.3cm 크기로 깍둑썰기 한다. 양파는 반달 모양으로 아주 얇게 썬다. 할레피뇨는 씨를 빼고 잘게 다진다.
2. 큰 사발에 아보카도, 양파, 할레피뇨를 한데 섞는다.
3. 칼로 레몬껍질을 벗겨낸다. 이때 주의할 점은 하얀 속이 껍질에 붙어 나오지 않도록 해야 한다. 벗겨낸 레몬껍질은 잘게 조각낸다. 껍질을 벗겨낸 레몬은 반으로 잘라 즙을 낸다.
4. 레몬껍질, 레몬즙, 소금, 후추를 아보카도, 양파, 할레피뇨와 섞는다. 거기에 홍조류와 다시마 알갱이를 뿌리고 접시에 담아 먹는다.

• 주의사항 : 할레피뇨는 매우 맵기 때문에 조심해서 다루어야 한다. 할레피뇨를 씨를 빼고 잘게 다질 떄는 피부가 상하지 않도록 반드시 고무장갑을 껴야 한다.

사탕무-소렐 샐러드

4~6인분 용 • 준비시간 20분 • 봄, 여름, 가을 음식

재료 … 사탕무 작은 것 3~4개, 레몬 3개를 짠 즙, 후춧가루, 중간 크기의 소렐 1묶음

조리법 …

1. 사탕무를 강판에 갈은 후, 레몬즙과 후춧가루를 넣어 한데 섞는다. 그것을 10분 이상 매리네이드에 담가 절여 드레싱을 만든다(매리네이드는 식초, 포도주, 향신료를 섞어 만든 소스다).
2. 소렐은 먹기 좋은 크기로 썬 다음 드레싱을 뿌려 먹는다.

• 변형 : 소렐은 로켓이나 크레송으로 대체 가능하다.

원조 셀러리 샐러드

4~6인분 용 • 준비시간 10분 • 숙성시간 30분 • 가을, 겨울 음식

내 생각에 셀러리는 제대로 평가 받지 못한 불운한 채소 중 하나다. 지금부터 만들고자 하는 샐러드는 대담하게도 셀러리가 주재료인데, 톡 쏘는 양념 몇 가지만 가미하면 미묘한 맛을 낼 수 있다. 셀러리는 바삭거리는 음식을 좋아하는 사람들에게 그만이다. 샐러드 하면 그저 아무 채소나 섞어서 먹는 것으로 아는 사람들이 많은데, 원조 셀러리 샐러드는 그러한 일반적인 통념에 신선한 충격을 전해줄 것이다.

재료 … 엑스트라버진 올리브 오일 2티스푼, 레몬즙 한 티스푼 반, 잘게 저민 마늘 2쪽, 소금 1/2티스푼, 후춧가루 1/2E 스푼, 셀러리 씨 1티스푼, 셀러리 줄기 6개, 대파 3개

조리법 …

1. 셀터리 줄기와 대파는 얇게 어슷썰기 한다.
2. 올티브 오일, 레몬즙, 마늘, 소금, 후추, 셀러리 씨를 작은 사발에 넣고 섞어서 드레싱을 만든다.
3. 커다란 사발에 셀러리와 대파, 드레싱을 넣고 완전히 섞는다. 뚜껑을 덮고 약 30분간 냉장고에 넣어두어 드레싱이 셀러드에 잘 배어들게 한다. 이 샐러드는 그냥 먹어도 좋고 로켓이나 일반 푸성귀 샐러드와 같이 먹어도 맛이 좋다. 또한 생선찜을 위한 멋진 장식 재료가 될 수도 있다.

일본식 된장에 절인 양파

6인분 용 • 준비시간 30분 • 조리시간 5분 • 가을, 겨울 음식

재료 … 양파 2개, 샤롯 양파 1개, 얇게 저민 생강 약간

[드레싱] 정종 1/3컵, 맛술 1/3컵, 타마리 2티스푼, 흑설탕 3티스푼, 일본식 된장 1/3컵

조리법 …

1. 물을 끓인다. 양파와 샤롯 양파는 반달 모양으로 얇게 썬다. 생강은 가늘게 채 썬다.
2. 양파와 샤롯 양파를 내열그릇에 넣고 끓는 물을 끼얹는다. 10분 동안 물 속에 재료를 담가 놓고 시간이 지나면 재료에서 물기를 뺀다.
3. 양파와 샤롯 양파를 물에 담근 사이, 정종, 맛술, 타마리와 흑설탕을 작은 냄비에 넣고 열을 가한다. 그냥 끓게만 한 다음 불을 끈다.
4. 3의 소스에 일본식 된장을 넣어 풀어질 때까지 저으며 식혀서 드레싱을 만든다.
5. 물기를 뺀 양파와 샤롯 양파 위에 드레싱을 붓고 생강을 넣어 섞는다.
6. 완성된 샐러드를 냉장고에 넣고 차갑게 해 먹는다. 이 요리는 냉장고에 보관할 경우 일주일까지 가는데, 양파는 드레싱에 오래 절여질수록 더욱 부드러워지고 맛이 좋아진다.

• 정화상 주의사항 : 이 음식은 정화에는 적합하지 않다.

아시안 스프링롤 디핑 소스

만드는 양 1/4컵 • 준비시간 10분 • 4계절 음식

이 생기 넘치는 드레싱은 아시안 스프링롤(247쪽 참고)을 찍어먹기에 환상적인 소스다. 신선한 샐러드와 찐 채소에도 그만이고, 통조림 참치나 연어와도 잘 어울린다.

재료 ⋯ 연하고 부드러운 일본식 된장 1티스푼, 물 3티스푼, 와사비 1/4티스푼, 잘게 썰은 대파 1티스푼

조리법 ⋯

작은 사발에 모든 재료들을 넣고 혼합물이 부드러워질 때까지 잘 섞는다. 좀더 묽게 만들려면 물을 더 붓는다.

• 정화상 주의사항 : 이 소스는 정화에는 적합하지 않다.

양념을 한 생강 일본식 된장 소스

재료 … 연하고 부드러운 일본식 된장 1티스푼, 참기름 3티스푼, 갓 짜낸 레몬즙 2티스푼, 와사비 1/4티스푼, 다진 생강 1/2티스푼, 고춧가루 약간

조리법 …

작은 사발에 모든 재료들을 넣고 혼합물이 부드러워질 때까지 잘 섞는다.

• 정화상 주의사항 : 이 소스는 정화에는 적합하지 않다.

신선한 허브 소스

재료 ··· 엑스트라버진 올리브 오일 또는 아마유 3티스푼, 갓 짜낸 레몬즙 2~3티스푼, 박하 잎
1/2컵, 바질(허브의 일종) 잎 1/2컵, 소금 1/4티스푼

조리법 ···

이 재료들을 믹서에 넣고 신속하게 간다.

• 변형 : 박하와 바질 잎 대신에 대파 3개와 커리앤더 잎 1/2컵을 잘게 썰어 사
용한다.

샤롯 양파-허브 드레싱

만드는 양 1컵 • 준비시간 15분 • 4계절 음식

톡 쏘는 맛을 가진 이 드레싱은 생 허브와 말린 허브를 이용한다. 취향에 맞게 자유롭게 선택해 섞어도 된다.

재료 … 엑스트라버진 올리브 오일 2티스푼, 껍질을 벗겨서 잘게 썬 샤롯 양파 1개, 레몬 1개를 짠 즙, 라임 1/2개를 짠 즙, 잘게 썬 신선한 파슬리 한 줌, 말린 바질 1/2티스푼, 말린 오레가노(허브의 일종) 1/2티스푼, 껍질을 벗겨 얇게 저민 마늘 1쪽, 소금 1티스푼, 후춧가루 1/4티스푼, 묽은 채소 수프 또는 물.

조리법 …

이 재료들을 모두 유리병에 넣은 후 마개를 단단히 봉해서 잘 흔들어 섞는다. 걸쭉한 상태로 만들고 싶다면 믹서에 넣고 곱게 간다.

카레맛 샐러드 드레싱

만드는 양 3 / 4컵 • 준비시간 5분 • 4계절 음식

재료 … 엑스트라버진 올리브 오일 1/4컵, 현미식초 1/2티스푼, 겨자 1티스푼, 타마리 1티스푼, 커민 가루 1/4티스푼, 카레 가루 1/2티스푼, 기호에 따라 소금 및 후추

조리법 …

이 재료를 작은 사발에 모두 넣고 휘젓는다. 또는 유리병에 넣고 뚜껑을 닫은 후 단단히 봉해 흔들어 섞는다.

• 변형 : 양념의 생명은 다양성에 있다는 말이 있다. 다음에 소개하는 재료 중 기호에 따라 몇 가지를 가미하면 이 드레싱의 맛을 더욱 풍부하게 할 수 있다. 잘게 잘라 구운 아몬드, 정제하지 않고 볶아서 짠 참기름, 잘게 썬 대파, 깍둑썰기 한 샤롯 양파 등을 이용하면 좋다.

• 정화상 주의사항 : 이 소스는 정화에는 적합하지 않다.

바질을 첨가한 타이 드레싱

만드는 양 3/4컵 • 준비 시간 15분 • 4계절 음식

이 드레싱은 생선이나 두부에 곁들여 먹어도 좋고 샐러드에 부어 먹어도 맛이 좋다. 배추와 당근, 페넬을 먹기 좋은 크기로 잘라 섞은, 아시안 양배추 샐러드와도 훌륭하게 어울린다.

재료 … 엑스트라버진 올리브 오일 2티스푼, 갓 짜낸 레몬즙 2.5티스푼, 소금 1/4티스푼, 묽은 채소 수프 또는 물 1/4컵, 홍조류 알갱이 1티스푼(취향에 따라), 껍질을 벗겨 얇게 저민 마늘 1쪽, 씨를 빼서 깍둑썰기 한 할레피뇨 1/2개(취향에 따라), 얇게 채 썬 대파 2개, 가늘게 자른 박하 잎 8개, 잘게 자른 바질 2개, 잘게 자른 커리앤더 잎 또는 파슬리 2티스푼

조리법 …

모든 재료를 중간 크기의 사발에 담아 잘 젓는다.

• 주의사항 : 할레피뇨는 매우 맵기 때문에 조심해서 다루어야 한다. 따라서 할레피뇨를 씨를 빼고 잘게 다질 때는 피부가 상하지 않도록 반드시 고무장갑을 껴야 한다.

생강 비니그레트 크림

만드는 양 2/3컵 • 준비시간 10분 • 4계절 음식

재료 ⋯ 볶은 참기름 2티스푼, 현미 식초 2티스푼, 순두부 120g, 다진 생강 1티스푼, 꿀 또는
메이플 시럽 1티스푼, 타마리 2티스푼

조리법 ⋯

믹서에 이 재료들을 모두 섞은 후 크림 상태가 될 때까지 젓는다.

• 정화상 주의사항 : 이 소스는 정화에는 적합하지 않다.

피망-아보카도 비니그레트

만드는 양 1컵 • 준비시간 15분 • 여름, 가을 음식

재료 … 씨를 빼서 잘게 썬 붉은 피망 1개, 잘 익은 아보카도 1/2개, 껍질을 벗겨 얇게 저민 마늘 4개, 레몬 또는 라임 1개를 짠 즙, 후춧가루, 물

조리법 …

1. 아보카도를 반으로 잘라 씨를 제거하고 스푼으로 살을 파낸다.
2. 아보카도와 나머지 재료들을 믹서에 넣고 크림 상태가 될 때까지 갈거나 흔든다. 좀더 가벼운 드레싱을 원한다면 원하는 농도가 될 때까지 물을 1티스푼씩 넣는다.

• 변형 : 신선한 바질 잎 3~5개, 홍조류 또는 다시마 알갱이 1티스푼, 또는 페넬 2~3개를 더한다.

참깨를 곁들인 콜리플라워

4인분 용 • 준비시간 10분 • 조리시간 30분 • 4계절 음식

재료 ⋯ 콜리플라워 1개, 참기름 1/2 티스푼, 후춧가루 1/4티스푼, 참깨 1티스푼

조리법 ⋯

1. 오븐을 200도로 예열한다. 콜리플라워를 작은 통꽃 모양이 되게 잘라 내열접시에 놓는다. 참기름, 소금, 후추가 콜리플라워에 골고루 발라지도록 잘 버므린 후 접시 뚜껑을 연 채로 오븐에 넣고 20~30분간 굽는다.
2. 콜리플라워가 구워지는 사이, 참깨를 프라이팬에 담아 중간 정도의 불 위에 놓는다. 참깨가 튀면서 고소한 냄새를 풍기기 시작할 때까지 약 3분간 조리하면서 계속 젓는다.
3. 콜리플라워를 포크로 찔러보서 부드러운 것을 확인한 후 오븐에서 꺼내어 접시로 옮긴다. 볶은 참깨를 뿌려 먹는다.

• 여름용 : 부드럽지만 아삭아삭한 기가 남아 있을 정도로 콜리플라워를 살짝 삶는다. 레몬이나 라임 1개 분량의 즙, 참기름 2티스푼으로 드레싱하고, 맨 위에 볶은 참깨를 뿌린다.

배추-페넬-쪽파 조림

4~6인분 용 • 준비시간 20분 • 봄, 가을 음식

재료 … 작은 쪽파 2~3개, 엑스트라버진 올리브 오일 2티스푼, 마늘 4쪽, 소금 1/2티스푼, 배추 한 통, 작은 페넬 1개, 물 1/2컵, 레몬 1/2개를 짠 즙

조리법 …

1. 마늘은 껍질을 벗기고 얇게 저민다. 배추와 페넬은 듬성듬성 썰어둔다.

2. 쪽파의 뿌리와 단단하고 푸른 잎 부분을 잘라낸다. 하얗고 연푸른 나머지 부분을 찬물에 씻는다. 꼼꼼히 잘 헹구어서 붙어 있는 모래를 제거한다. 흔들어 물을 털어낸 다음 얇은 링 모양으로 얇게 썬다.

3. 올리브 오일을 큰 냄비에 두르고 중간 불로 마늘을 30초간 살짝 볶는다. 쪽파와 소금을 넣고 2~3분간 자주 저으며 계속 볶는다.

4. 냄비에 배추, 페넬, 물, 레몬즙을 넣고 저으면서 중간 불로 5분간 계속 조리한다. 수분이 모두 증발할 때까지 약 25분간 약한 불로 조리면서 가끔씩 뚜껑을 열고 젓는다.

• 변형 : 배추 대신 붉은 양배추를 사용해도 좋다.

부드러운 채소 소테

4~6인분 용 • 준비시간 15분 • 봄, 여름, 가을 음식

차가운 채소와 따뜻한 양념이 완벽한 조화를 이루는 음식이다. 이 예술품의 완성을 위해, 예쁜 녹색 접시나 사발에 채소를 담아서 낸다.

재료 ⋯ 작은 쪽파 2개, 엑스트라버진 올리브 오일 1티스푼, 아스파라거스 1묶음, 크레송 잎과 줄기 2묶음, 커리앤더 가루 1/2티스푼, 커민 가루 2티스푼, 소금과 후추(기호에 맞게)

조리법 ⋯

1. 아스파라거스는 5cm 길이로 자른다. 크레송 잎과 줄기는 손으로 듬성듬성 떼어낸다.

2. 쪽파의 뿌리와 단단하고 푸른 잎 부분을 잘라낸다. 하얗고 연푸른 나머지 부분을 찬물에 씻는다. 꼼꼼히 잘 헹구어서 붙어 있는 모래를 제거한다. 흔들어 물을 털어낸 다음 얇은 링 모양이 되게 송송 썬다.

3. 큰 프라이팬에 올리브 오일을 두르고 쪽파를 넣어 중간 불로 약 3분간 살짝 볶는다. 쪽파가 부드러워지기 시작하면 아스파라거스를 넣고 아삭아삭한 거가 남을 정도로 5~8분간 더 조리한다. 크레송, 커리앤더, 커민, 소금과 후추를 넣고 30~60초간 더 저어준다. 불을 끄고 기호에 따라 양념을 뿌린다.

잣을 곁들인 브로콜리

4인분 용 • 준비시간 10분 • 봄, 여름, 가을 음식

재료 … 브로콜리 1묶음, 붉은 피망 1개, 잣 1티스푼, 라임 1개를 짠 즙, 엑스트라버진 올리브
오일 2티스푼, 타마리 1티스푼, 마늘 2쪽, 후춧가루 1/2티스푼, 붉은 고추 1/4티스푼

조리법 …

1. 브로콜리는 4cm 길이로 자른다. 피망은 씨를 빼고 역시 4cm 길이로 채 썬다.
   마늘은 껍질을 벗겨 얇게 저민다. 고추는 씨를 빼내고 잘게 다진다.

2. 찜통에 물을 조금 담아 끓인 다음, 불을 줄이고 브로콜리와 다진 고추를 넣는
   다. 뚜껑을 덮고 브로콜리가 엷은 초록색으로 변할 때까지 3~5분간 찐다. 아
   삭아삭한 기가 남아 있을 정도로 적당히 찐 후, 접시에 담는다.

3. 프라이팬에 잣을 넣고 중간 불로 볶는다. 잣이 엷은 갈색을 띨 때까지 약 3분
   간 규칙적으로 저으면서 조리한다.

4. 라임즙, 올리브 오일, 타마리, 마늘과 후추를 작은 사발에 넣어 한데 섞어서
   드레싱을 만든다.

5. 접시에 담아둔 채소에 드레싱을 붓고 잘 섞어준다. 볶은 잣으로 장식한다.

• 정화상 주의사항 : 볶은 잣은 볶아서 잘게 다진 호두나 아몬드로 대체할 수
  있다.

아시안 스프링롤

롤 1개 • 준비시간 10분 • 봄, 여름, 가을 음식

재료 … 춘권피 1개(20cm), 김 1/2장, 로켓 잎 1개 또는 크레송 잔가지 2개, 해바라기, 크,
브로콜리 등의 새싹 약간, 페넬 줄기 1개(7cm), 싱싱한 박하 잎 4~5개, 잘 익은 아보카
도 얇은 조각 2~3개

조리법 …

1. 껍질을 벗긴 아보카도를 성냥개비 모양으로 길게 썬다.
2. 춘권피를 5~10초간 더운 물에 푹 잠기게 넣었다가 말랑말랑해지면 곧 꺼낸
   다. 가볍게 흔들어 물기를 털어내고 도마 위에 올려놓는다.
3. 김 반장을 춘권피 위에 깔고 나머지 재료를 그 위에 올려놓는다. 가장자리데
   서쿠터 2.5cm 정도의 공간을 남겨놓고, 소를 너무 많이 채우지 않도록 조심
   한다. 너무 꽉 차면 피가 터질 수 있기 때문이다.
4. 아래쪽과 가장자리를 안으로 접고 돌돌 만다. 춘권피는 물기가 마르면 굳어
   버리기 때문에 이 음식은 만든 즉시 먹는 게 가장 좋다. 냉장고에 보관하려면
   마르지 않도록 음식 위에 플라스틱 포장지나 젖은 천을 덮는다.

• 변형 : 페타치즈, 가는 쌀국수, 제철 채소와 허브를 적당한 크기로 채 썰어 소
  로 활용할 수 있다.

• 주의사항 : 춘권피는 아시아 수입식품 매장에서 구할 수 있다.

콜리플라워 카레

4~6인분 용 • 준비시간 20분 • 봄, 가을, 겨울 음식

일주일에 두 번씩 나는 누나를 찾아간다. 누나는 자기 집 정원에서 상추, 배추, 페넬, 바질, 박하, 로켓과 지역 채소, 호박 등 여러 가지 채소를 직접 재배한다. 나는 그녀에게 내가 전에 한 번도 먹어보지 못한 채소를 주라고 부탁하곤 한다. 어느 날은 누나에게서 콜리플라워 한 통을 받아왔는데, 그것으로 이 카레 요리를 하면 좋겠다는 생각이 들었다. 누나가 재배한 콜리플라워는 내가 맛본 것 중 가장 연하고 향기로웠다.

재료 … 엑스트라버진 올리브 오일 2티스푼, 양파 1개, 다진 마늘 4~6쪽 분량, 작은 콜리플라워 한 통, 감자 3개, 살사 4/3컵 또는 으깬 토마토 3개, 물 1/2컵, 누에콩이나 강낭콩 (먹을 수 있는 콩류), 카레 가루 1티스푼, 커민 가루 1/2티스푼, 계피 가루 1/4티스푼, 소금 1/2티스푼

조리법 …

1. 양파는 껍질을 벗겨 잘게 썬다. 감자는 껍질을 벗기고 먹기 좋은 크기로 깍둑썰기 한다. 콜리플라워는 작은 통꽃이 되게 잘라둔다.
2. 큰 냄비에 올리브 오일을 두르고 양파와 마늘을 넣어 중간 불에서 5~8분간 볶는다. 양파가 반투명해지면 콜리플라워, 감자, 살사를 함께 넣고 물을 붓는다. 뚜껑을 덮고 감자가 부드러워질 때까지 가끔씩 저어주면서 약 20분간 끓인다.
3. 그 냄비에 콩과 카레, 커민, 계피, 소금을 넣고 잘 풀어준 후, 뚜껑을 덮고 각 재료의 맛이 섞일 때까지 약 5분간 더 끓인다.

• 변형 : 영양을 더하고 싶다면 콩을 넣을 때 두부를 더 넣는다.

양념을 친 케일과 꽃상추

6인분 용 • 준비시간 15분 • 가을, 겨울 음식

어느 늦은 가을, 몇몇 친구들이 우리 집에 와서 정원손질을 도와주었다. 일을 마친 후, 나는 이 요리를 점심으로 내놓았다. 선선한 바깥에서 몇 시간을 보냈기 때문에 우리 모두 몸을 따뜻하게 할 필요가 있었다. 향신료의 향기가 부엌을 가득 채우자 모두 난로 주위로 모여들었다. 향신료는 향을 낼 뿐만 아니라 실제로 몸에 열을 내게 하는 기능도 한다.

재료 ⋯ 엑스트라버진 올리브 오일 2티스푼, 생강 가루 1티스푼, 커민 가루 2티스푼, 심황 가루 (카레에 넣는 향신료) 2티스푼, 커리앤더 가루 1티스푼, 소금 1/2티스푼, 후춧가루 1/2티스푼, 케일 1묶음, 꽃상추 1묶음

장식 ⋯ 어슷하게 송송 썬 대파 1묶음

조리법 ⋯

1. 케일은 섬유질 줄기를 제거하고 잎을 대충 쳐낸다. 케일과 꽃상추를 듬성듬성 자른다.
2. 올리브 오일, 생강, 커민, 심황, 커리앤더 가루를 컵에 넣고 잘 저어서 섞는다
3. 큰 냄비를 1분간 중간 불로 가열한 후 2를 넣고 향기로운 냄새가 날 때까지 30초 동안 저어가며 섞는다. 혼합물의 반죽이 너무 되면 물을 조금씩 부어 들게 한다.
4. 냄비에 케일을 넣고 향신료가 골고루 묻도록 잘 저어준다. 3~5분에 한 번꼴로 저어주며 조리한다.
5. 거기에 꽃상추를 넣고 3~4분간 더 조리한다. 부드러운 상태에서 재빨리 조리해야 한다. 풀이 죽어버리면 안 된다. 먹기 전에 신선한 대파로 장식한다.

프로방스 양파

1인분 용 • 준비시간 10분 • 조리시간 45분 • 가을, 겨울 음식

나는 양파류를 정말로 좋아한다. 양파, 대파, 쪽파, 마늘, 골파 등 종류가 무엇이든, 요리한 것, 구운 것, 날 것 등 어떻게 조리했든 다 좋다. 나는 요리할 때면 항상 채소와의 궁합을 생각한다. 채소의 영양소를 파괴하지 않으면서 고유의 맛을 충분히 낼 수 있도록 하기 위해 고심하는 것이다. 채소에 올리브 오일을 가미하고 몇 가지 맛있는 허브를 곁들여 강한 열에 구우면, 버터처럼 풍부하고 달콤한 맛있는 채소요리가 만들어진다.

재료 ⋯ 중간 크기 양파 6개, 소금 2티스푼, 엑스트라버진 올리브 오일 2티스푼, 타임, 로즈마리, 타라곤, 바질 등의 허브 혼합물 2티스푼

조리법 ⋯

1. 양파는 4등분하여 자르고, 오븐을 약 200도로 예열해둔다.
2. 큰 냄비에 재료를 모두 담아 잘 섞는다. 뚜껑을 꼭 닫고 오븐에 넣어 15분간 굽는다.

• 변형 : 말린 허브를 후춧가루와 고춧가루로 대체할 수 있다.

사탕무를 곁들여 구운 순무

6인분 용 • 조리시간 60분 • 가을, 겨울 음식

　　나는 가을과 겨울에 뿌리채소를 자주 구워 먹는다. 살을 에는 듯 추운 날씨에 에너지를 저장하고 몸을 따뜻하게 하는 데는 뿌리채소만한 게 없다. 품질 좋은 올리브 오일을 채소에 골고루 발라 뜨거운 열로 구우면 채소가 무척 맛있어진다.

재료 ⋯ 큰 순무 또는 노란순무 1개, 중간 크기 사탕무 3개, 양파 4～6개, 엑스트라버진 올리브 오일 2～3티스푼, 소금 1티스푼, 후춧가루 1/2티스푼, 홍조류 알갱이 약간, 레몬 1/2개를 짠 즙

조리법 ⋯

1. 순무를 5cm 길이로 토막 내고, 사탕무와 양파는 4등분한다. 오븐은 230도로 예열해둔다.
2. 채소를 찜냄비 접시에 가지런히 놓고(내열유리접시가 좋다), 올리브 오일, 소금과 후추를 더해 잘 섞는다.
3. 재료 섞은 것을 오븐에 넣고 가끔 채소를 굴려주면서 45～60분간 굽는다. 오븐에서 채소를 꺼내 홍조류 알갱이와 레몬즙을 뿌린다.

- 변형 : 뿌리가 있는 채소는 구워 먹으면 맛있다. 종류에 상관없이 말이다. 순무와 사탕무 외에도 당근, 파스닙 뿌리, 감자, 고구마 등 기호에 맞게 골라 구워본다. 이 채소들을 원하는 모양으로 자르고 썰어 변화를 줄 수도 있다.

톳으로 속을 채운 단호박

4~6인분 용 • 준비시간 50분 • 가을, 겨울 음식

재료 … 단호박 3개, 엑스트라버진 올리브 오일 2티스푼, 소금 1/4티스푼, 톳 1팩(50g), 중간
크기 양파 2개, 붉은 피망 1개, 표고버섯 5개, 참기름 2티스푼

조리법 …

1. 단호박은 반으로 쪼개 씨를 빼낸다. 양파는 얇게 썰고 피망은 씨를 빼내고 굵
게 채 썬다. 표고버섯도 굵게 채 썬다. 오븐을 230도로 예열한다.
2. 호박 안쪽에 올리브 오일 1티스푼을 바르고 소금을 뿌린다. 내열접시 위에
호박을 놓고 오븐에 넣어 30분간 굽는다.
3. 호박을 굽는 동안 소를 준비한다. 찬물이 가득 담긴 큰 사발에 톳을 완전히
잠기도록 넣는다. 톳이 물을 빨아들이도록 10분간 둔 후 꺼내어 물기를 털어
내고 꼭 짠다.
4. 올리브 오일 1티스푼을 큰 냄비에 두르고 양파, 피망, 표고버섯을 넣고 중간
불로 5분간 살짝 볶는다. 채소가 적당히 익으면 톳을 넣어 10분간 더 저으며
볶아준다. 불을 끄고 소를 식힌 후 참기름을 뿌려 버무린다.
5. 톳 소로 호박을 채운 다음 바로 먹는다.

버섯을 곁들인 감미로운 현미

4인분 용 • 조리시간 55분 • 4계절 음식

재료 ⋯ 현미 1컵, 물 2컵, 엑스트라버진 올리브 오일 1티스푼, 마늘 2쪽, 다진 생강 1/2티스푼, 각종 버섯(표고버섯, 양송이 등) 1컵, 대파 1/4컵, 맛술 2~3티스푼, 완두콩 1/2컵, 타마리 1~2티스푼, 물 1/4컵, 후춧가루 1/4컵

조리법 ⋯

1. 마늘은 껍질을 벗겨 얇게 저민다. 버섯과 대파는 얇게 채 썬다.

2. 냄비에 현미 1컵과 물 2컵을 부어 뚜껑을 덮지 않은 채 중간 불로 끓인다. 브글보글 끓으면 불을 약하게 줄여 뚜껑을 덮고 약 40분간 조리한다. 현미에 믈이 모두 흡수되어 통통해지면 불을 끄고 뚜껑을 덮은 채 5분간 뜸을 들인다.

3. 또 다른 큰 냄비에 올리브 오일을 두르고 중간보다 센 불에 마늘, 생강, 버섯을 약 2분간 살짝 볶은 후, 불을 중간 정도로 줄이고 맛술을 붓는다. 뚜껑을 덮고 3~4분간 더 익힌다. 그 후에 대파를 넣고 뚜껑을 덮은 채로 2분간 더 조리한다.

4. 그런 다음 냄비 뚜껑을 열고 현미와 콩을 넣고 뚜껑을 연채로 2~3분간 저으며 조리한다. 타마리, 물과 후추를 넣고 국물이 거의 없어질 때까지 천천히 젓는다.

• 변령 : 여러 종류의 버섯을 구하기 어려운 경우에는, 표고버섯만 사용해도 좋다. 맛술은 신선한 레몬즙이나 라임즙 2~3티스푼으로 대체할 수 있다.

퀴노아 타불리

4인분 용 • 조리시간 25분 • 숙성시간 30분 • 여름, 가을 음식

재료 ⋯ 헹군 퀴노아(쌀로 대체할 수 있다) 1컵, 물 2컵, 월계수 잎 1개, 껍질을 까서 잘게 저민
마늘 2쪽, 잘게 썬 대파 2/3컵, 토마토 1개, 오이 2/3개, 잘게 썬 말린 박하 1.5티스푼
또는 말리지 않은 박하 2.5티스푼, 잘게 썬 파슬리 1컵, 레몬즙 3티스푼, 소금과 후춧
가루, 소렐 1묶음

조리법 ⋯

1. 토마토는 씨를 빼고 잘게 다진다. 오이와 소렐도 잘게 다진다.
2. 퀴노아를 씻어 중간 크기의 냄비에 물, 월계수 잎과 함께 넣고, 뚜껑을 덮은
   채 약한 불에 끓인다. 약 20분간 뭉근하게 끓이면서 물이 다 흡수되면 불을
   끄고 식힌다. 퀴노아를 접시에 담고 월계수 잎은 버린다.
3. 마늘과 대파, 나머지 채소, 레몬즙, 후추를 퀴노아와 섞는다. 기호에 따라 원
   하는 양념을 친다.
4. 30분 이상 그대로 놓아두어야 맛이 잘 섞인다. 먹기 전에 적어도 30분간 놓아
   두어야 한다. 포크로 내용물을 휘저은 다음 소렐과 함께 먹는다.

• 변형 : 토마토 대신 작은 사탕무 1개를 갈아 사용해도 좋다.

대파를 곁들인 소바

6인분 용 • 조리시간 10분 • 봄, 여름 음식

소바는 일본의 전통 국수요리이며, 보통 국물과 함께 먹는다. 소바는 메밀로 만들어서 그윽한 맛이 나고, 밀로 만든 파스타요리보다 영양이 많다. 실내에서 시원하게 먹을 수 있기 때문에 파티음식으로도 쓰인다.

재료 ··· 소바 국수 450g, 참기름 3E 스푼, 현미식초 3티스푼, 다진 마늘 3쪽 분량, 다진 생강 1/2티스푼, 다진 붉은 고추 1/2개, 타마리 2티스푼, 대파 1묶음

장식 ··· 김 2장, 깨소금 1티스푼

조리법 ···

1. 소바 국수를 사용법에 따라 조리하고, 대파는 링 모양이 되게 송송 썬다.
2. 참기름, 식초, 갖은 양념과 대파를 작은 그릇에 담아 휘휘 저어 잘 섞는다.
3. 조리한 국수를 사발에 담고 2를 부어 잘 섞어준다. 김을 가루로 만들어 깨소금과 함께 요리 위에 뿌려 먹는다.

• 변형 : 소바 국수 대신 우동 국수를 사용할 수도 있다.

• 정화상 주의사항 : 이 음식은 정화에는 적당하지 않다.

바삭바삭한 기장

2~3인분 용 • 조리시간 30분 • 가을, 겨울 음식

재료 … 기장 1/2컵, 끓는 물 1.5컵, 올리브 오일, 소금과 후춧가루 약간

조리법 …

1. 물을 주전자에 담아 끓인다. 그런 다음 큰 내열냄비를 중간 불로 가열한다. 기장을 냄비에 담고 끓는 물을 붓는다. 뚜껑을 덮고 물이 모두 흡수될 때까지 약 20분간 중간 불로 조리한다.
2. 오븐을 구이에 알맞게 예열한다.
3. 올리브 오일을 분무기에 담아 익은 기장에 골고루 뿌리고(또는 바르고) 잘 섞이도록 휘저어준다. 그런 다음 냄비를 오븐에 넣고 6~8분간 굽는다.
4. 기장이 황갈색의 바삭바삭한 상태가 되면 오븐에서 꺼내어 소금과 후추로 양념한다. 쌀이나 기타 곡물 대신에 먹는다.

• 변형 : 기장의 고소한 맛을 유지하려면, 기장에 끓는 물을 붓기 전에 먼저 그것을 물기 없는 냄비에 넣는다. 그리고는 기장이 황갈색으로 변하고 고소한 향을 낼 때까지 볶아준다.

식욕을 돋우는 메밀

준비시간 5분 • 조리시간 45분 • 4계절 음식

이 겸손한 곡물을 과소평가하는 사람이 많다. 옛날에는 '카샤' 라고도 불렸던 메밀은 유럽과 러시아인의 주식이었다. 메밀은 단호박과 썩 잘 어울려 소도 이용하면 좋다. 단호박을 반으로 잘라 씨를 빼내고 안쪽에 올리브 오일을 바른다. 그 안에 아래의 조리법대로 만든 맛있는 메밀을 채워 넣어 호박의 윗부분이 바삭바삭해질 때까지 약 5분간 굽는다.

재료 ··· 엑스트라버진 올리브 오일 2티스푼, 중간 크기 양파 2개, 메밀 1컵, 소금 1/2티스푼, 물 2컵, 타임 1티스푼, 잘게 자른 세이지(허브의 일종) 잎 1티스푼, 후춧가루 1/4티스푼

조리법 ···

1. 양파를 얇게 썬다. 메밀 가루를 물에 개어 죽처럼 만든다.
2. 올리브 오일을 냄비에 두르고 양파를 넣어 중간 불에 5~7분간 자주 저으며 볶다가 메밀과 소금을 넣고 계속 젓는다. 냄비에 끓는 물을 붓고 뚜껑을 연 채로 국물이 모두 흡수될 때까지 약 30분간 더 끓인 후 불을 끈다. 곡물이 부드러워지면 허브와 후추를 섞는다.

청경채를 곁들여 삶은 대구

4인분 용 • 준비시간 15~20분 • 조리시간 10~15분 • 4계절 음식

재료 … 물 1컵, 마늘 2쪽, 다진 생강 1티스푼, 타마리 4티스푼, 대파 3개, 레몬즙 1/4컵, 대구살 약 900g, 청경채 450g

장식 … 얇은 레몬조각, 파슬리 약간

조리법 …

1. 마늘은 껍질을 벗겨 얇게 저미고, 대파는 어슷하게 썬다. 청경채는 줄기와 잎을 잘라낸다.

2. 대구는 잘 손질하여 찬물에 헹군다.

3. 큰 냄비에 물, 마늘, 생강, 타마리, 대파, 레몬즙을 넣고 팔팔 끓인다. 대구 살을 냄비에 넣고 불을 중간 정도로 낮춘다. 냄비뚜껑을 덮고 생선이 무르기 시작할 때까지 7~10분간 삶는다.

4. 생선 위에 청경채를 덮은 다음, 뚜껑을 덮고 1~2분간 더 익힌다. 청경채는 아주 빨리 익으므로, 잎이 옅은 초록색을 띠면 바로 불을 끄고 뚜껑을 열어둔다. 레몬조각과 파슬리로 장식해서 뜨거울 때 먹는다.

정어리 샐러드

2인분 용 • 준비시간 10분 • 조리시간 10분 • 4계절 음식

정어리를 외면하는 사람들이 있다. 그러나 정어리는 스태미나 덩어리로, 단백질, 칼슘, 필수지방산의 원천이다. 정어리 통조림은 언제든지 쉽게 구할 수 있고 가지고 다니면서 여행하기도 쉬우며, 조리할 필요도 없다. 참치 통조림을 이용한 샐러드를 만들어보았다면, 정어리를 가지고도 도전해보자.

재료 … 엑스트라버진 올리브 오일 2티스푼, 붉은 양파 1개, 소금 약간, 커민 가루 1티스푼, 커리앤더 가루 1티스푼, 칠리 가루 약간, 250g 들이 정어리 통조림 2캔, 레몬 1개를 짠 즙, 로켓 또는 크레송 1묶음

조리법 …

1. 커민을 반으로 잘라서 반달 모양으로 얇게 썬다. 로켓이나 크레송은 손으로 듬성듬성 찢는다.
2. 정어리는 통조림을 따고 물을 빼낸다.
3. 올리브 오일을 프라이팬에 두르고 양파를 넣고 소금으로 간을 하여 중간 불에 2분간 살짝 볶는다. 그런 다음 커민, 커리앤더, 칠리 가루를 넣어 약 5분간 계속 저으면서 볶는다. 양파가 반투명해지면 내용물을 사발에 옮긴 다음 식힌다.
4. 3에 정어리와 레몬즙을 넣고 잘 섞는다. 신선한 로켓 또는 크레송과 함께 먹는다.

• 변형 : 정어리 대신 연어 통조림을 사용해도 좋다.

살사 도미

4인분 용 • 조리시간 10분 • 숙성시간 30분 • 4계절 음식

재료 … 갓 짜낸 라임즙 1/2컵, 커민 가루 1/2티스푼, 할레피뇨 작은 것 1/2개(기호에 따라), 소금 1/2티스푼, 후춧가루 1/2티스푼, 도미살 500g, 엑스트라버진 올리브 오일 1티스푼, 토마토 살사 1병(450g) 또는 토마토 페이스트 2컵

장식 … 신선한 파슬리, 커리앤더 또는 대파 1묶음, 라임 1개

조리법 …

1. 할레피뇨는 씨를 빼서 잘게 다진다. 도미는 4등분하여 헹구어둔다.
2. 작은 그릇에 라임즙, 커민, 할레피뇨, 후추를 넣어 재빨리 휘젓는다.
3. 크고 속이 깊은 접시에 도미를 담아 2를 골고루 바른다. 30분 이상 도미를 절인다. 가끔 뒤집어줘서 소스가 잘 배이도록 한다.
4. 올리브 오일을 큰 냄비에 두르고 중간 불로 가열한다. 냄비에 도미와 남은 라임 소스, 살사를 넣은 후 뚜껑을 덮고 자글자글 끓인다. 살사가 끓기 시작하여 도미살이 투명해질 때까지 8~10분간 끓인다.
5. 생선과 살사를 큰 접시에 옮긴다. 잘게 자른 신선한 허브와 라임으로 장식하여 뜨거울 때 먹는다.

- 변형 : 도미는 대구, 넙치, 가자미 등 단단한 흰살 생선으로 대체 가능하다.

- 주의사항 : 살사도 직접 만들어 신선하게 먹을 수 있다. 큰 토마토 3개, 작은 양파 1개, 커리앤더 1묶음을 잘게 다지고, 갓 짜낸 라임즙 1/4컵, 다진 마늘 2티스푼, 소금, 후추와 섞는다. 양념은 취향에 맞게 선택할 수 있다.

참깨와 해초를 얹은 도미

4인분 용 • 조리시간 15분 • 4계절 음식

재료 … 참깨 1/4컵, 미역 가루 1/4컵, 마늘 3쪽, 파슬리 3티스푼, 도미살 500g, 후춧가르
약간, 참기름 1티스푼, 레몬 1개를 짠 즙, 물 1/4컵

조리법 …

1. 마늘은 껍질을 벗겨 얇게 저미고, 파슬리는 잘게 다진다.

2. 냄비에 참깨를 넣어 중간 불로 볶는다. 참깨가 황갈색으로 변해 고소한 냄새
   가 날 때까지 3~5분간 계속 저어준다. 볶은 참깨와 미역을 믹서에 함께 부어
   굵은 가루가 될 때까지 간다. 참깨 – 미역 혼합물을 사발에 담아 저민 마늘과
   다진 파슬리를 넣고 완전히 섞는다.

3. 오븐을 200도로 예열한다. 도미에 후추를 골고루 뿌린다. 내열접시에 도미를
   담고 참깨 – 미역 가루를 위에 뿌린다.

4. 다른 사발에서 참기름, 레몬즙, 물을 섞어 도미 위에 붓는다. 뚜껑을 덮지 않
   은 채 오븐에 넣어 도미살이 조각조각 떨어질 때까지 약 12~15분간 굽는다

• 변형 : 도미는 대구, 넙치, 가자미 등 단단한 흰살 생선으로 대체 가능하다.

세비체

2인분 용 • 숙성시간 5시간 • 봄, 여름 음식

재료 … 대구 250g, 갓 짜낸 라임즙 1/3컵, 갓 짜낸 레몬즙 1/3컵, 오레가노 잎 1/2티스푼, 월계수 잎 2개

[매리네이드] 엑스트라버진 올리브 오일 1티스푼, 갓 짜낸 레몬즙 1/3컵, 갓 짜낸 라임즙 1/3컵, 통후추 1/4티스푼, 커민 가루 1/4티스푼, 신선한 타임 잎 1/2티스푼, 토마토 페이스트 1개 분량, 중간 크기의 붉은 양파 다진 것 1/2개 분량, 씨를 발라내고 다진 할레피뇨 1개 분량, 다진 커리앤더 또는 파슬리 1티스푼

조리법 …

1. 대구를 잘 손질하여 깨끗이 씻은 후 3cm 길이로 토막 낸다.

2. 대구를 커다란 유리그릇 또는 세라믹 그릇에 담아 라임즙과 레몬즙을 바른다. 오레가노 잎과 월계수 잎을 함께 넣는다. 뚜껑을 덮고 4시간 이상(하룻밤을 보내도 된다) 냉장고에서 숙성시킨다. 대구가 불투명한 흰색으로 보이면 숙성이 다 되었다고 생각해도 좋다. 그런 다음 냉장고에서 그릇을 꺼내 국물을 따라내고 타임 잎은 버린다.

3. 중간 크기의 사기그릇에 대구를 담고 매리네이드의 재료를 모두 섞은 것을 붓고 한 번 더 숙성시킨다. 뚜껑을 덮고 한 시간 이상 냉장고에 넣어두면 된다. 그런 다음 대구가 차가울 때 각종 채소와 함께 먹는다. 세비체는 이틀 이상 냉장고에 넣어두어도 괜찮다.

• 변형 : 대구는 도미, 넙치, 가자미 등 단단한 흰살 생선으로 대체 가능하다.

영혼이 만족하는 생선스튜

4인분 용 • 조리시간 30~40분 • 봄, 가을, 겨울 음식

재료 ··· 쪽파 작은 것 2~3개, 엑스트라버진 올리브 오일 2티스푼, 다진 생강 2티스푼, 당근
2~3개, 표고버섯 6개, 감자·큰 것 2~3개, 타마리 2티스푼, 미역이나 홍조류 알갱이
1티스푼, 흰살 생선 450g, 청경채 줄기 4개, 칡가루 3티스푼(기호에 따라)

장식 ··· 송송 썬 대파 4개 또는 신선한 로켓 한 줌

조리법 ···

1. 당근과 표고버섯을 성냥개비 모양으로 잘게 채 썬다. 감자는 1.5cm 크기로
   깍둑썰기 한다. 청경채는 듬성듬성 자른다. 생선은 깨끗이 씻어둔다.

2. 쪽파의 뿌리와 단단하고 푸른 잎 부분을 잘라낸다. 하얗고 연푸른 나머지 부
   분을 찬물에 씻는다. 꼼꼼히 잘 헹구어서 모래를 제거한다. 흔들어 물을 털어
   낸 다음 얇게 썬다.

3. 큰 냄비에 올리브 오일을 두르고 쪽파와 생강을 넣어 중간 불로 2~3분간 살
   짝 볶는다. 냄비에 당근, 표고버섯, 감자, 타마리, 미역(홍조류)을 넣고 물을
   부어 채소가 충분히 잠기도록 한다. 센 불에 팔팔 끓인 후 불을 줄이고 뚜껑
   을 덮은 채 15분간 뭉근하게 더 끓인다.

4. 거기에 생선을 넣고 뚜껑을 덮은 채 10~15분간 더 끓인다. 다 끓을 때쯤 청
   경채를 넣는다.

5. 찬물 3티스푼에 칡가루를 풀어 갠다. 물에 갠 칡가루를 생선이 있는 냄비에
   넣고 끈끈해질 때까지 1분 정도 저어준다. 스튜가 완성되면 불을 끄고 접시
   에 옮겨 대파나 로켓으로 장식한 후 곧바로 먹는다.

리마콩 퓨레와 꽃상추 구이

4~6인분 용 • 준비시간 15분 • 조리시간 20분 • 봄, 여름 음식

재료 … 리마콩 45g, 엑스트라버진 올리브 오일 1티스푼, 마늘 3쪽, 양파 큰 것 1개, 갓 짜낸 레몬즙 1/2컵, 물 1/3컵, 커리앤더 약간, 소금 1/2티스푼, 꽃상추 1개

조리법 …

1. 마늘은 껍질을 벗겨 얇게 저민다. 양파는 잘게 다진다. 콩은 껍질을 벗긴다. 냉동 콩을 사용할 경우, 녹인 다음 조리를 시작한다.
2. 중간 크기의 냄비에 물을 팔팔 끓인 후 콩을 넣어 3~4분 동안 데쳐 콩 색깔이 옅어지면 건져낸다.
3. 속이 깊은 냄비에 올리브 오일을 두르고 마늘과 양파를 넣어 중간 불로 살짝 볶다가 콩을 넣고 부드러워질 때까지 10~12분간 더 볶는다. 레몬즙을 꽃상추 조리에 쓰일 약간의 양만 남기고 나머지는 냄비에 다 붓는다. 거기에 물, 커리앤더와 소금을 넣은 후 2분간 더 저어준다.
4. 3을 믹서에 넣고 잘 갈아 퓨레로 만들어 사발에 옮겨 담는다.
5. 꽃상추 조리법 : 오븐을 구이에 알맞게 예열한다. 꽃상추의 잎을 떼어 쿠키종이 위에 올린다. 잎 위에 올리브 오일이나 레몬즙을 한 방울씩 떨어뜨리거나 가볍게 붓으로 발라준 후 약 1분간 굽는다. 꽃상추가 타지 않도록 자주 살펴야 한다. 그렇게 조리한 꽃상추 잎 하나에 리마콩 퓨레를 발라 약간 따뜻하게 해서 먹는 게 가장 맛있다. 이 요리는 밀봉한 용기에 담아 냉장고에 며칠씩 보관할 수 있다.

- 변형 : 리마콩은 누에콩이나 완두콩으로 대체 가능하다.
- 주의사항 : 스푼이나 포크로 콩을 으깨면, 점성이 강해져 한결 찍어먹기 좋다.

축제에 들뜬 렌즈콩

6인분 용 • 준비시간 15분 • 조리시간 45분 • 봄, 여름, 가을 음식

재료 … 물 4컵, 렌즈콩 1컵, 잎이 넓적한 파슬리 작은 것 1묶음을 다진 것, 대파 6개, 붉은 고추 1개, 노란 고추 1개, 참기름 3티스푼, 현미식초 3티스푼, 레몬 혹은 라임 1개를 짠 즙, 타마리 2티스푼, 고춧가루 1/2티스푼, 소금 1티스푼, 후춧가루 1/2티스푼

조리법 …

1. 대파, 붉은 고추, 노란 고추는 모두 잘게 다진다.

2. 렌즈콩과 물을 중간 정도 크기의 냄비에 담아 팔팔 끓인 후, 불을 약하게 줄이고 뚜껑을 덮은 다음 45분간 뭉근하게 더 끓인다.

3. 물을 따라내고 콩을 접시에 옮겨 식힌다. 콩에다 나머지 채소를 넣고 부드럽게 버무려준다. 취향에 맞게 양념하고 실온에서 먹는다.

• 정화상 주의사항 : 현미식초 대신 남은 레몬즙이나 라임즙을 사용한다.

붉은 양파와 신선한 박하를 곁들인 검은콩

4인분 용 • 준비시간 10분 • 여름 음식

재료 ⋯ 검은콩 2컵, 물 4컵, 붉은 양파 작은 것 1개, 마늘 2쪽, 셀러리 줄기 4개, 갓 짜낸 레몬즙
1/3컵, 엑스트라버진 올리브 오일 3티스푼, 소금 1/2티스푼, 후춧가루 1/2티스푼,
신선한 박하 1컵

조리법 ⋯

1. 검은콩과 물을 중간 정도 크기의 냄비에 담아 팔팔 끓인 후, 불을 약하게 줄
   이고 뚜껑을 덮은 다음 45분간 뭉근하게 더 끓인다. 조리된 콩 통조림을 구입
   해 물을 빼내고 사용하면 시간과 노력을 절약할 수 있다.
2. 붉은 양파는 2등분 한 후 링 모양이 되게 얇게 자른다. 마늘은 껍질을 벗기고
   얇게 저미고, 셀러리와 박하는 굵게 다진다.
3. 박하를 제외한 모든 재료를 큰 사발에 담아 섞는다. 먹기 직전에 박하를 넣어
   잘 섞는다. 실온에서 먹는다.

매운 팥 요리

2~3인분 용 • 준비시간 10분 • 조리시간 20분 • 봄, 가을, 겨울, 음식

재료 ·· 엑스트라버진 올리브 오일 2티스푼, 양파 작은 것 1개, 마늘 2쪽, 할레피뇨 1개, 익혔거나
통조림으로 된 팥 2컵, 팥 통조림에 있던 국물 또는 물 1/4컵, 커민 가루 1티스푼, 소금
1/2티스푼, 후춧가루 약간

장식 ·· 송송 썬 대파 1~2티스푼

조리법 ···

1. 양파는 깍둑썰기 하고, 마늘은 껍질을 벗겨 얇게 저민다. 할레피뇨는 씨를 빼
고 잘게 다진다.
2. 큰 냄비에 올리브 오일을 두르고 양파가 갈색을 띨 때까지 중간 불로 볶다가
마늘과 할레피뇨를 넣고 5분간 자주 저으면서 더 볶는다. 팥, 통조림 국물과
커민, 소금, 후추를 넣어 저어주고 뚜껑을 덮은 채 중간보다 약한 불로 10분
간 조리한다. 가끔 뚜껑을 열고 내용물이 잘 섞이고 눌어붙지 않도록 저어준
다. 대파로 장식한 후 먹는다.

• 주의사항 : 할레피뇨는 매우 맵기 때문에 조심해서 다루어야 한다. 따라서 할
레피뇨를 씨를 빼고 잘게 다질 때는 피부가 상하지 않도록 반드시 고무장갑
을 껴야 한다.

으깬 병아리콩 요리

6인분 용 • 준비시간 10분 • 조리시간 30~40분 • 가을, 겨울 음식

재료 ··· 엑스트라버진 올리브 오일 1티스푼, 양파 작은 것 2개, 성글게 으깬 호박 1컵, 커민 가루 1/2티스푼, 파프리카 가루 1/2티스푼, 커리앤더 가루 1/2티스푼, 토마토 페이스트 또는 살사 1/2컵, 병아리콩 통조림 1컵 또는 익힌 병아리콩 1/2컵, 병아리콩 통조림 국물 또는 병아리콩을 익힌 국물 1/2컵, 소금 1/2티스푼

조리법 ···

1. 양파를 잘게 다진다.
2. 큰 냄비에 올리브 오일을 두르고 양파를 넣어 중간 불로 3~5분간 볶다가, 호박을 넣고 5분간 더 볶는다. 거기에 커민, 파프리카, 커리앤더 가루와 토마토를 넣고 젓는다.
3. 냄비에 익힌 병아리콩과 조리한 국물(통조림 국물)을 넣어 30~40분간 끓인다. 소금으로 양념한 후 뜨거울 때 주식으로 먹는다.

바삭바삭한 참깨 두부

4인분 용 • 숙성시간 1시간 • 조리시간 25분 • 4계절 음식

재료 … 엑스트라버진 올리브 오일 3티스푼, 타마리 3티스푼, 다진 생강 3티스푼, 두부 240g, 고춧가루 1/2티스푼, 참깨 2~3티스푼, 쪽마늘 6~8개

조리법 …

1. 마늘은 껍질을 벗기고 얇게 저민다. 두부는 가볍게 눌러 물기를 빼내고 1.3cm 길이로 깍둑썰기 한 후 약간 마르도록 둔다.

2. 조그만 사발에 올리브 오일, 타마리, 생강, 소금, 고춧가루를 넣고 잘 섞는다.

3. 내열접시 위에 두부조각을 한 층으로 깔고 2를 골고루 부어준다. 두부를 한 시간 동안 냉장고에서 숙성시킨다. 중간에 조각들을 모두 한 번씩 뒤집어 준다.

4. 오븐을 200도로 예열한다. 두부에 참깨를 뿌리고 뚜껑을 연 채로 오븐에 넣어 25분간 굽는다. 두부를 좀더 바삭거리게 하려면 살짝 더 굽는다.

생강 비니그레트 소스를 곁들인 황금색 두부 샐러드

4인분 용 • 숙성시간 30분 • 조리시간 15분 • 4계절 음식

재료 ⋯ 엑스트라버진 올리브 오일 1티스푼, 두부 450g, 당근 2개, 대파 2개, 파슬리 2티스푼

[비니그레트 소스] 참기름 1/4컵, 현미식초 2티스푼, 순두부 110g, 다진 생강 1티스푼, 꿀 또는 메이플 시럽 1티스푼, 타마리 2티스푼

장식 ⋯ 깨소금 1티스푼

조리법 ⋯

1. 당근은 믹서에 넣고 간다. 대파는 어슷하게 썰고 파슬리는 잘게 다진다. 두부는 가볍게 눌러 물기를 빼내고 1.3cm 길이로 깍둑썰기 한 후 약간 마르도록 둔다.
2. 프라이팬에 올리브 오일을 두르고 두부를 넣어 12~15분간 뒤집어주면서 중간 불에 굽는다. 두부가 연한 갈색이 되면 큰 그릇에 옮겨 담아 식힌다. 당근, 대파와 파슬리를 두부와 섞어 잘 버무린다.
3. 비니그레트 소스재료를 믹서에 넣고 크림 상태가 될 때까지 계속 섞어준다.
4. 2에 3을 붓고 두부가 으깨지지 않도록 살살 섞은 후, 뚜껑을 덮고 약 30분간 냉장고에 넣어 숙성시킨다. 깨소금을 뿌려 채소와 함께 차게 먹는다.

• 변형 : 당근과 대파는 잘게 다진 신선한 케일 1컵 및 페넬 2티스푼으로 대체 가능하다.

• 정화상 주의사항 : 이 음식은 정화에는 적합하지 않다.

사토리 두부

4인분 용 • 준비시간 15분 • 조리시간 35분 • 4계절 음식

재료 ⋯ 엑스트라버진 올리브 오일 3티스푼, 단단한 두부 460g, 중간 크기의 양파 2개, 셀러리 줄기 2개, 마늘 2쪽, 다진 생강 1티스푼, 살사 또는 토마토 페이스트 1/2컵, 타마리 2티스푼, 현미식초 2티스푼, 물 1컵

조리법 ⋯

1. 두브는 가볍게 눌러 물기를 빼내고 1.3cm 길이로 깍둑썰기 한 후 약간 마르 도록 둔다. 양파와 셀러리는 잘게 다지고 마늘은 껍질을 벗겨 얇게 저민다.

2. 크고 무거운 냄비에 올리브 오일 2티스푼을 두르고 두부를 한 층으로 배열한 다. 두부의 사방이 황금색으로 될 때까지 12~15분간 중간 불에 익힌다. 두부 를 그릇에 담아놓는다.

3. 같은 냄비에 올리브 오일 1티스푼을 한 번 더 두르고 양파, 셀러리, 마늘을 중 간 불로 5분간 볶아준다.

4. 작은 그릇에 생강, 살사, 타마리, 현미식초와 물을 넣고 뒤섞는다.

5. 두부를 3의 냄비에 넣고 4를 넣고 살살 저어주면서 소스가 반으로 줄어들 때 까지 약 15분간 조린다. 이 요리를 뜨거운 채로 맛있게 먹으면 그 다음날까지 도 기분이 그만이다. 이 음식은 며칠 동안 냉장고에 저장할 수 있다.

• 정화상 주의사항 : 현미식초를 레몬즙 2티스푼으로 대체한다.

겨자를 발라서 구운 두부

4인분 용 • 준비시간 10분 • 조리시간 15~20분 • 4계절 음식

재료 … 레몬즙 1/2컵, 겨자 1/4컵, 타마리 2티스푼, 엑스트라버진 올리브 오일 1/3컵, 신선한 마늘 간 것 3~4티스푼, 껍질을 벗기고 잘게 썬 마늘 3~6개, 소금 1/2티스푼, 신선한 검은 후추 1/2티스푼, 가늘게 채 썬 파 2개, 물기를 쪽 뺀 단단한 두부 1개를 약 3cm 크기로 자른다.

조리법 …

1. 큰 사발에 레몬즙, 겨자, 타마리, 오일, 마늘, 생강, 소금, 후추를 넣고 섞는다. 거기에 두부를 넣은 다음 덮개를 씌어 최소한 한 시간 정도 냉장고 안에 넣어 둔다.

2. 냉장고에서 사발을 꺼내 두부를 건진 다음, 그것을 잠시 동안 실온에 놔둔다. 그러고 나서 생선 굽는 그릴에 두부를 얹어 오븐에서 5~7분 동안 굽는다. 시간이 흐르면 그릴을 뒤집어 두부의 반대쪽 면도 5~7분 동안 굽는다.

3. 사발에 남아 있던 국물은 냄비에 넣고 끓여 뜨겁게 만든 다음, 먹기 직전에 두부에 끼얹는다. 잘게 채 썬 파를 곁들인다.

• 정화상 주의사항 : 이 음식은 정화에는 적합하지 않다.

요셉의 페스토 두부

4인분 용 • 준비시간 30분 • 조리시간 15분 • 여름, 가을 음식

재료 ·· 엑스트라버진 올리브 오일 2티스푼, 두부 460g, 타마리 2티스푼, 소금 약간, 토마트 1개, 김 1장

[페스토 소스] 신선한 바질 잎 4컵, 엑스트라버진 올리브 오일 1/2컵, 무공해 아몬드 1/4컵, 껍질을 벗긴 마늘 6~8쪽, 소금 1/4티스푼

조리법 …

1. 두부는 가볍게 눌러 물기를 빼내고 1.3cm 길이로 깍둑썰기 한 후 약간 마르도록 둔다. 토마토는 얇게 썰고 김은 1.3cm 넓이로 길게 자른다.

2. 크고 무거운 냄비에 올리브 오일 2티스푼을 두르고 두부를 한 층으로 배열한다. 두부의 사방이 황금색으로 될 때까지 12~15분간 중간 불에 익힌다. 타마리와 소금으로 양념한 후, 불을 끄고 식힌다.

3. 페스토 재료를 모두 믹서에 넣고 걸쭉하게 될 때까지 섞는다.

4. 김을 맨 아래에 넣고 두부, 토마토, 페스토 소스 순서로 얹는다. 소스는 1티스푼씩 얹는다. 그런 다음 김으로 내용물을 포장하듯 두르고 김 한쪽 끝을 물로 축여 양끝을 맞물려 봉한다.

말린 토마토와 올리브를 곁들인 두부

4~6인분 용 • 준비시간 15분 • 여름, 가을 음식

재료 … 단단한 두부 450g, 대충 썰어 햇볕에 말린 토마토 1/4컵, 씨를 뺀 검은 올리브 1/2컵, 마늘 3쪽, 파슬리 1/4컵, 갓 짜낸 레몬즙 3티스푼, 엑스트라버진 올리브 오일 1/4컵, 후춧가루(기호에 맞게)

조리법 …

1. 두부를 으깨고 올리브는 물에 헹군다. 토마토는 뜨거운 물에 잠깐 담궜다가 건져서 물기를 뺀다. 마늘은 껍질을 벗기고 얇게 저민다. 파슬리는 잘게 다진다.
2. 모든 재료를 믹서에 넣고 크림 상태가 될 때까지 계속 섞는다. 이것을 떡에 발라 먹거나, 샌드위치 속으로 쓸 수도 있고, 채소를 찍어먹을 수도 있다.

• 정화상 주의사항 : 이 음식은 정화에는 적절하지 않다.

 | 오감을 만족시키는 조리법

해시 브라운

6인분 용 • 준비시간 10분 • 조리시간 20분 • 봄, 가을, 겨울 음식

재료 … 엑스트라버진 올리브 오일 3티스푼, 중간 크기의 양파 2개, 소금 1티스푼, 중간 크기의 감자 4개, 잘게 자른 파프리카(슈퍼 피망) 1티스푼, 후춧가루 1/2티스푼

조리법 …

1. 양파는 잘게 다진다. 감자는 껍질을 벗기지 않은 채 구워서 식힌 후 으깬다.

2. 크고 무거운 냄비에 올리브 오일 1티스푼을 넣고 양파와 약간의 소금을 넣고 중간 불에 5~7분간 살짝 볶는다.

3. 양파가 반투명한 갈색을 띠면 소금, 올리브 오일 2티스푼, 파프리카, 후추와 함께 감자를 넣어 섞는다. 감자가 노릇노릇하게 될 때까지 약 15분간 납작하게 눌러주며 굽는다.

• 변형 : 다진 아몬드나 커리앤더, 파슬리를 첨가할 수도 있다. 감자 4개 대신 감자 2개와 고구마 2개를 사용할 수도 있다.

• 주의사항 : 아침 식사 준비를 쉽고 빠르게 하려면 전날 밤에 감자를 구워놓는다.

라이즈 앤 샤인 두부

2~4인분 용 • 준비시간 15분 • 조리시간 20분 • 4계절 음식

이 멋지고 현란한 두부요리를 먹으면 하루를 활기차게 시작할 수 있다. 이 두부요리는 다양하게 응용할 수 있기 때문에, 당신의 창의력을 마음껏 발휘할 수 있을 것이다.

아래 조리법에 사용된 채소는 송송 썬 대파, 잘게 자른 브로콜리, 커리앤더 잎, 시래기, 김가루 등 기호에 맞게 대체할 수 있다. 먹기 직전에 매운 양념이나 살사를 추가해보라. 아침부터 짜릿한 활기를 맛볼 수 있을 것이다.

재료 … 엑스트라버진 올리브 오일 2티스푼, 양파 큰 것 1개, 소금 1/2티스푼, 심황 1/2티스푼, 커리앤더 1/2티스푼, 고춧가루 1/4~1/2티스푼(기호에 맞게), 단단한 두부 450g, 붉은 피망 작은 것 1개, 노란 고추 1개, 표고버섯 또는 양송이 115g, 중간 크기의 케일 1묶음

조리법 …

1. 양파는 잘게 다진다. 두부는 가볍게 눌러 물기를 빼내고 2.5cm 길이로 깍둑썰기 한 후 약간 마르도록 놔둔다. 피망, 노란 고추는 씨를 빼서 깍둑썰기 한다. 버섯은 잘게 채 썬다. 케일은 섬유질 줄기를 제거하고 잎을 잘게 자른다.
2. 큰 냄비에 올리브 오일을 두르고 양파와 소금, 여러 양념을 넣고 중간 불로 약 5분간 볶는다.
3. 양파가 반투명한 갈색이 되면 두부, 버섯을 넣어 자주 저으면서 7~10분간 볶는다.
4. 채소와 두부 위에 케일을 얹은 후 냄비뚜껑을 덮고 2분간 더 놔둔다. 불을 끄고 내용물을 잘 섞어 뜨거울 때 먹는다.

아이리시 오트밀

2~3인분 용 • 준비시간 5분 • 조리시간 40분 • 봄, 가을, 겨울 음식

재료 ⋯ 물 2컵, 귀리 1/2컵, 계피가루 1/2티스푼, 클로브(정향나무 꽃봉오리를 말린 것) 가루 1/4티스푼, 생강 가루 1/4티스푼, 호두 빻은 것 2티스푼

조리법 ⋯

1. 냄비에 물을 붓고 팔팔 끓인다. 물이 끓으면 귀리를 넣어 뭉치지 않도록 저으면서 중간보다 센 불로 계속 끓인다. 귀리가 걸쭉해지기 시작하면 뚜껑을 덮고 약한 불에서 약 40분간 더 끓여준다. 눌어붙지 않도록 가끔 저어준다.
2. 불을 끄고 호두를 넣어 섞는다. 뜨거울 때 먹는다.

• 변형 : 먹기 전에 아몬드, 귀리 또는 약간의 두유나 요구르트를 넣어준다.

• 정화상 주의사항 : 이 음식은 정화에는 적합하지 않다.

단백질 스무디

1인분 용 • 준비시간 10분 • 봄, 여름, 가을 음식

재료 … 신선한 딸기류(딸기, 블루베리, 라즈베리, 산딸기 등) 1/2컵, 두유 1컵, 단백질 파우더 1국자

조리법 …

모든 재료를 믹서에 넣어 부드러워질 때까지 섞는다. 걸쭉한 것이 싫으면 우유나 물을 더 붓는다.

• 정화상 주의사항 : 이 음식은 정화에는 적합하지 않다.

생강과 카다몸을 곁들여 구운 배

2인분 용 • 준비시간 10분 • 조리시간 20분 • 가을, 겨울 음식

재료 ⋯ 잘 익은 배 3개, 다진 생강 1티스푼, 카다몸(생강과 식물) 가루 1티스푼, 건포도 1티스둔,
물

조리법 ⋯

1. 배는 껍질을 벗기고 속을 빼낸 뒤 4등분한다. 오븐은 175도로 예열한다.
2. 배를 내열접시에 담고 생강, 카다몸, 건포도로 덮는다. 물을 충분히 부어 물이 그릇바닥에서 찰랑거리게 한다.
3. 뚜껑을 덮고 30~40분간 굽는다. 배가 부드러워지면 꺼내어 아침 식사나 흑식으로 먹는다.

• 변형 : 배는 사과로, 건포도는 크랜베리나 말린 체리로 대체 가능하다.

말린 과일 설탕조림

4인분 용 • 준비시간 10분 • 조리시간 15~20분 • 가을, 겨울 음식

재료 ⋯ 혼합 말린 과일(자두, 사과, 살구, 배, 복숭아) 1컵, 건포도 1/4컵, 계피 1개비, 아몬드 오일 1/2티스푼, 저민 생강 4쪽, 레몬껍질 1/2개 분량, 물, 레몬 또는 라임 1개를 짠 즙

조리법 ⋯

1. 조그만 냄비에 건과, 건포도, 계피, 아몬드 오일, 레몬껍질, 생강을 넣고 섞는다. 냄비에 물을 충분히 부어 과일이 5cm 정도 잠기게 해 열을 가한다.
2. 물이 끓으면 불을 줄이고 뚜껑을 덮은 채 5~10분간 더 끓인다.
3. 레몬즙 또는 라임즙을 붓고 뚜껑을 덮은 채 10분간 더 끓인다.
4. 말린 과일이 수분을 흡수하여 부드러워지면 불을 끈다. 이때 과일이 완전히 풀어져 죽처럼 걸쭉해지면 안 된다. 계피, 생강, 레몬껍질은 버리고 먹는다.

애플 소스

4인분 용 • 준비시간 15분 • 조리시간 20분 • 봄, 가을, 겨울 음식

재료 … 사과 12개, 물 1/3컵, 갓 짜낸 레몬즙 1~2티스푼, 소금 약간, 계피 1티스푼

조리법 …

1. 사과는 껍질을 벗기고 속을 빼낸 뒤 잘게 썬다.
2. 재료를 모두 큰 냄비에 담고 잘 섞은 다음 끓인다.
3. 물이 끓으면 불을 줄이고 뚜껑을 덮은 채 사과가 부드러워질 때까지 20분간 더 끓인다. 부드러운 소스를 원한다면, 좀더 오래 조리한다.
4. 쌀이나 아몬드에 크림처럼 곁들여 두유와 함께 먹는다.

- 변형 : 사과 4개 대신에 껍질을 벗겨 잘게 썬 배 4개를 사용한다.
  불을 끄기 5분 전에 크랜베리 1/2~1/4컵을 부어 함께 조리해도 좋다. 크랜베리는 생으로도 좋고 말린 것도 좋다.

- 정화상 주의사항 : 쌀이나 아몬드, 두유와 함께 먹는 것은 정화에 적합하지 않다.

파파야 소스를 곁들인 여름과일

6인분 용 • 준비시간 25분 • 여름 음식

재료 … 바닐라 에센스 1티스푼, 잘 익은 파파야 작은 것 3개, 천도 복숭아 얇게 자른 것 1컵, 신선한 살구 얇게 자른 것 1컵, 신선한 파파야 얇게 자른 것 1컵, 블루베리 씻어서 말린 것 1컵, 바나나 얇게 자른 것 1컵, 자두 얇게 자른 것 2개

장식 … 신선한 박하

조리법 …

1. 파파야 2개는 껍질을 벗겨 씨를 빼내고 듬성듬성 썰고, 바닐라 에센스와 함께 믹서에 담아 걸쭉하게 간다. 기호에 따라 물을 약간 부어 묽게 해도 좋다.
2. 천도 복숭아, 살구, 바나나, 자두, 블루베리 등을 큰 사발에 담아 으깨지지 않도록 주의하며 잘 섞는다. 다른 사발에는 샐러드를 담고 그 위에 1의 소스를 뿌린 다음 신선한 박하로 장식한다.

• 변형 : 파파야 대신 막 따서 씨를 뺀 살구 6~8개를 사용하면 살구 소스를 만들 수 있다. 위에 제시한 과일 말고도 신선한 여름과일은 무엇이든 재료로 사용할 수 있다.

아몬드 – 생강볼

24개 • 준비시간 25분 • 4계절 음식

이 달콤한 과자는 '바삭바삭 크랜베리 배'의 조리법(287쪽)을 응용한 것이
다. 디저트를 급히 만들어야 하는데 배를 구울 시간이 없는 경우에 이 과자를 만
들면 된다. 믿을 수 없을 만큼 만들기 쉽고 맛도 좋다.

재료 ·· 소금을 치지 않고 볶은 아몬드 1컵, 설탕 절임한 생강 1/2컵, 메이플 시럽 2티스푼, 코
코아 가루 코팅용으로 필요한 만큼

조리법 ···

1. 재료 모두를 믹서에 넣고 끈적거리는 혼합물이 될 때까지 간다.
2. 혼합물 덩어리를 1.3cm 지름의 볼로 만든다.
3. 코코아 가루를 넓은 접시 위에 뿌려두고 혼합물 볼을 굴린다. 코코아 가루가
   골고루 묻으면 여분의 코코아를 털어낸다. 냉장고에 잘 보관한다.

• 정화상 주의사항 : 이 음식은 정화에는 적합하지 않다.

새콤달콤 체리 – 초콜릿 트뤼플

24개 • 준비시간 20분 • 4계절 음식

재료 ⋯ 다진 아몬드 1/2컵, 코코아 70%를 함유한 다크초콜릿 6조각, 말린 체리 1컵, 메이플
시럽 1/4컵, 코코아 가루 3티스푼, 바닐라 에센스 1티스푼

조리법 ⋯

1. 아몬드는 믹서로 갈거나 칼로 잘게 다진다. 초콜릿은 중탕으로 녹인다.
2. 아몬드를 제외한 모든 재료를 믹서에 넣고 끈적거리는 혼합물이 될 때까지
   3분간 간다.
3. 이 덩어리를 1.7cm 지름의 볼로 만든다.
4. 다진 아몬드를 넓은 접시 위에 뿌려두고 볼을 굴린다. 아몬드 가루가 골고루
   묻으면 공기가 통하지 않는 용기에 담아 냉장고나 냉동고에 보관한다.

• 변형 : 아몬드 가루 대신 코코아 가루를 묻혀도 좋다.

• 정화상 주의사항 : 이 음식은 정화에는 적합하지 않다.

헤이즐넛 마카롱

20개 • 준비시간 20분 • 조리시간 20분 • 4계절 음식

재료 ··· 헤이즐넛(개암나무 열매) 50개, 땅콩 20개, 설탕 2/3컵, 소금 1/4티스푼, 바닐라
에센스 1티스푼, 계란 흰자 4개 분량

조리법 ···

1. 헤이즐넛 30개를 믹서로 갈거나 칼로 잘게 다진다. 오븐을 150도로 예열한다.
2. 다진 헤이즐넛, 설탕, 소금, 바닐라 에센스를 믹서에 넣고 헤이즐넛이 곱게
   갈아지도록 한다.
3. 중간 크기의 사발에 계란 흰자를 넣고 빡빡한 느낌이 들 때까지 젓는다.
4. 3을 2에 넣고 부드럽게 섞는다.
5. 쿠키종이에 기름을 바른다. 4를 티스푼으로 떠서 쿠키종이에 넣는다. 약
   2.5cm 지름의 크기가 적당하다. 쿠키 가운데에 갈지 않은 통 헤이즐넛을 하
   나씩 얹는다.
6. 오븐에 넣고 쿠키가 약간 갈색을 띨 때까지 20~24분간 굽는다.
7. 오븐에서 꺼내어 몇 분간 식혔다가 접시로 옮긴다. 차와 함께 먹으면 맛이 좋다.

- 변형 : 쿠키반죽 가운데를 엄지손가락으로 꾹 누르면 지문 모양이 들어간 재
  밌는 쿠키를 만들 수 있다. 먹기 전에 움푹 들어간 부분에 좋아하는 과일을
  놓거나 잼을 채워 넣는다.

- 정화상 주의사항 : 이 음식은 정화에는 적합하지 않다.

시나몬-클로브로 맛을 낸 무화과

20개 • 준비시간 20분 • 조리시간 20분 • 4계절 음식

재료 … 레몬 1개를 짠 즙, 레몬껍질 1개 분량, 물 2컵, 메이플 시럽 1/2컵, 계피 2개비, 클로브
6개, 바닐라 에센스 1티스푼, 말린 무화과 12개

조리법 …

1. 레몬껍질은 조각내고, 무화과는 반으로 자른다.

2. 재료를 모두 냄비에 넣고 뚜껑을 덮은 채 약한 불에 약 20분간 끓인다.

3. 무화과가 부드러워지면 혼합물을 채로 걸러 국물을 받아둔다.

4. 계피, 클로브, 레몬껍질은 버리고, 무화과와 국물을 따뜻할 때 함께 먹는다.

• 정화상 주의사항 : 이 음식은 정화에는 적합하지 않다.

 오감을 만족시키는 조리법

바삭바삭 크랜베리 배

2인분 용 • 준비시간 15분 • 조리시간 25~35분 • 가을, 겨울 음식

재료 ⋯ 단단한 배 1개, 신선한 크랜베리 3~4티스푼

토핑 ⋯ 볶은 아몬드 가루 1/4컵, 계디 1티스푼, 코코아 가루 1/2티스푼, 바닐라 에센스 1티스푼, 메이플 시럽 1티스푼, 엑스트라버진 올리브 오일 1티스푼, 갓 짜낸 레몬즙 1티스푼

조리법 ⋯

1. 오븐을 175도로 예열한다. 배는 껍질을 벗기지 않은 채로 반으로 잘라 씨와 살을 발라낸다.
2. 속을 발라낸 배를 내열접시에 담고 배 1/2개당 약 2티스푼의 크랜베리를 넣어 속을 채운다.
3. 토핑재료는 조그만 그릇에 모두 넣고 잘 섞는다. 그런 다음 배 위에 토핑을 골고루 얹는다.
4. 토핑을 얹은 배를 오븐에 넣고 25~30분간 굽는다. 배와 크랜베리가 부드러워지고 토핑이 바삭바삭해지면 꺼내어 따뜻할 때 실온에서 먹는다.

• 정화상 주의사항 : 이 음식은 정화에는 적합하지 않다.

칡가루 … 전분을 함유하고 있는 칡의 줄기에서 추출한 하얀 가루. 이 전분은 소스와 수프의 맛을 진하게 하는 데 아주 그만이다. 적은 양의 차가운 물에 가루를 푼 다음 그것을 음식에 뿌린다.

깨소금 … 소금과 빻은 볶은 참깨를 섞어서 만든다 (소금 1티스푼, 참깨 6티스푼). 이것은 요리의 맛을 높여주는 조미료로 건강 식품점에 가면 쉽게 살 수 있다. 직접 만들기 위해서는 참깨를 가는데 필요한 그릇인 수리바치*suribachi*가 있어야 한다.

수리바치는 그릇 안쪽 면에 가는 선이 새겨져 있어, 참깨를 넣은 후 나무공이로 문지르면 참깨가 자연히 그릇 안쪽 면에 마찰되면서 갈아진다. 참깨가 갈아졌으면 다시 그것을 소금과 버무려 프라이팬에서 약 5분간 볶는다. 그런 다음 다시 수리바치에 옮겨 담아 재료가 곱게 갈아질 때까지 나무공이로 문지른다. 아니면 믹서기를 이용해 고운 분말이 될 때까지 간다.

맛술 … 쌀로 빚은 단 술로 음식을 조리할 때 사용한다. 맛술을 살 때는 인위적으로 맛을 냈거나 너무 달지는 않은지 꼭 성분 표시를 읽어본다.

일본식 된장 … 콩과 곡물을 발효시켜 만든 것으로 위의 소화력을 높여준다. 일본에서는 매일 먹는 음식이다. 일본식 된장은 미묘하고 달콤한 하얀 일본식 된장에서부터 영양이 풍부한 붉은 된장에 이르기까지 종류가 다양하다. 열은 일본식 된장의 효소를 파괴하므로 일본식 된장은 끓이지 않는다.

올리브 오일 … 올리브 오일은 여러 나라에서 생산되며 품질과 맛도 다양하다. 올리브 오일을 살 때는 냉압을 이용해서 짠 엑스트라버진 올리브 오일을 골라야 좋다.

춘권피 … 이 제품은 베트남 음식을 파는 식료품점이나 건강 식품점에서 구할 수 있다. 이것의 지름은 10~20cm이고, 물이 묻으면 부드러워진다. 여러 가지 음식들을 이것으로 싸서 먹으면 맛있다.

정종 … 쌀과 물로 빚은 술. 약 15%의 알코올 도수를 지녔다.

아라메 … 맛이 순한 갈조류. 아라메에는 칼슘과 나트륨이 풍부하게 함유되어 있다. 아라메의 잎은 조리하기 쉽고 물에 적시면 잘게 찢어진다. 따라서 조리하기 전에 물에 잠깐 담그면 된다.

톳 … 굉장히 맛좋은 갈조류. 칼슘이 풍부한 톳은 조리하기 전에 15~20분간 물에 담가 놓아야 한다. 호박과 뿌리채소 등 영양가 있는 채소와 먹으면 맛이 좋다.

타마리 … 일본에서 즐겨 사용하는 조미료. 간장과 비슷하나 더 걸쭉한 검은색의 소스. 타마리를 살 때는 밀가루가 들어가지 않은 것을 고른다. 일본식품 판매점에서 살 수 있다.

와사비 … 향긋하고 맛이 자극적이다. 대개 소스와 드레싱에 첨가하거나 회를 먹을 때 이용한다.

퓨레 … 야채나 과일, 고기 등을 푹 삶아 으깬 후 채에 내린 걸쭉한 상태.

참고문헌

- Barks, Coleman, John Myone, A. J. Arberry, and Reynold Nicholson, trans. 《The Essential Rumi》, San Francisco : HarperCollins, 1995.

- Berg, Stephen, trans. 《Crow with No Mouth : Ikkyū, 15th Century Zen Master》, versions by Stephen Berg. Port Townsend, WA : Copper Canyon Press, 1989.

- Campbell, Joseph and Bill Moyers. 《The Power of Myth》. Edited by Betty Sue Flowers. New York : Doubleday, 1998.

- Cleary, Thomas, trans. 《The Taoist Classics, Volume 3》. Boston : Shambhala, 2000.

- Haas, Elson M., M. D. 《Staying Healthy with the Season》. Berkeley : Celestial Art, 1981.

- Heschel, Abraham Joshua. 《God in Search of Man : A Philosophy of Judaism》. New York : The Noonday Press, 1995.

- Lao Tzu. 《Tao Te Ching》. Translated by Stephen Mitchell. New York : Harper and Row, 1998.

- Metzer, Deena. 《Writing for Your Life : A Guide and Companion to the Inner Worlds. San Francisco : Harper Collins, 1992.

- Nelson, Richard K., Kathleen H. Mauner, and G. Ray Bane. 《Tracks in the Wildland : A Portrayal of Koyukon and Nunamiut Subsistence》. Fairbanks : Anthropology and Historic Preservation, Cooperative Park Studies Unit, University of Alaska, 1982.

- Nestle, Marion. 《Food Politics : How the Food Industry Influences Nutrition and Health》. Berkeley : Universuty of California Press, 2002.

- Pitchford, Paul. 《Healing with Whole Foods: Oriental Tradition and Modern Nutrition》. Berkeley : North Atlantic Books, 1993.

- Ray, Paul H., Ph. D., and Sherry Ruth Anderson, Ph. D. 《The Cultural Creatives : How 50 Million People Are Changing the World》. New York : Harmony Books, 2000.

- Redmond, Layne. 《When the Drummers Were Women : A Spiritual History of Rhythm》. New York : Three Rivers Press, 1997.

- Rilke, Rainer Maria. 《Letters to a Young Poet》. Translated by M. D. Herter Norton. New York : W.W. Norton and Company, 1954.

- Schlosser, Eric. 《Fast Food Nation : The Dark Side of the All-American Meal》. Boston : Houghton Mifflin Company, 2001.

- Snyder, Gary. 《The Practice of the Wild》. San Francisco : North Point Press, 1990.

- Spangler, David. 《The Call》. New York : Riverhead Books, 1996.

- Swami Chidvilasananda. 《The Yoga of Discipline》. South Fallsburg NY : SYDA Foundation, 1996.

- Veith, Ilza, trans. 《The Yellow Emperor's Classic of Internal Medicine》. Berkely : University of California Press, 1972.

- Willet, Walter, with P. J. Skerrett. 《Eat, Drink, and Be Healthy : The Harvard Medical School Guide to Heathy Eating》. New York : Simon & Schuster, 2001.

◉ 감사의 글

이 책의 숨은 주역들에게

많은 사람들이 이 책을 쓰는 것을 지원해주고 아이디어를 제공해주었다. 먼저 우리 가족들의 절대적인 성원이 없었더라면 이 책은 세상에 나오기 어려웠을 것이다. 한없는 감사와 사랑을 담아 남편에게 고마운 마음을 전하고 싶다. 그는 거의 30년 동안 영양분의 요체를 가르치는 사람으로 헌신해왔으며 내 삶의 동반자이자 나의 가장 가까운 친구다. 이 사업을 이끌어가는 동안 그는 즐거운 마음으로 여러 가지 방법을 통해서 나를 도와주었다.

나를 계속 격려해준 자녀들, 마이크, 요셉, 야스민, 엘리, 노먼에게 사랑을 전하며, 친척인 로지, 발리혜와 오란 바이츄, 살리혜, 라미아, 베크디에게도 감사한다.

친구와 동료들도 내게 아낌없는 관심과 영감을 베풀어주었는데, 그 중에서도 특히 딥블윈드호스, 딥블루자구어, 딥블라운머드, 밀라와 존 카바트 – 진, 데이비드 루트비히, 라마 수르야, 체릴 리차드슨, 마이컬 게리쉬, 앙드레 그레고리, 신디 클라이네에게 감사한다.

공저자인 쉬라 샤이만에게도 역시 감사한다. 그녀는 뛰어난 지혜와 따뜻한 마음을 지녔다. 나는 그녀 덕분에 내가 알고 있는 것들을 책이라는 형태로 펴낼 수 있었다. 그녀는 멋진 재능을 지닌 친구다. 고대

자료를 현대 언어로 번역할 수 있는 그녀의 놀라운 능력이 없었더라면, 이 책은 아직도 내 머릿속에서만 존재하고 있었을 것이다. 내가 쉬라를 만난 것은 정말 하늘이 내린 축복이다. 나는 그것에 깊이 감사한다.

나는 이보다 더 조화로운 작업물, 더 많은 웃음과 더 맛있는 음식들을 담은 작업물을 본 적이 없다. 크리슈나 다스 역시 이 책의 모든 페이지에 행복을 담는 것을 도와줬다.

데이미 쉽먼에게도 감사한다. 그녀는 이 책에 수록되어 있는 훌륭한 조리법들을 창안하는 데 도움을 주었다. 고객과 인터뷰하고 그 내용을 녹음하는 데 시간을 할애해준, 사라 코프 레바인, 잉유, 야스민 샤츠에게도 감사한다.

이 사업에 헌신하기로 한 징거 버 등 몇몇 내 제자들에게도 감사한다. 조리법을 기꺼이 사용해보고 내게 적절한 피드백을 준 죠지 맨들레에게도 크게 감사한다.

북 디자이너인 케이트 켄필드, 미카 샤츠, 니즈 린다, 리자 사월트에게 감사한다. 쟌 찰머 등 많은 사람들이 이 책의 출판을 도와줬다. 또한 나를 믿고 나와 함께 음식 탐구를 했던 내 고객들에게도 감사한다.

출판사 에이전트인 콜린 모하이드에게도 감사한다. 그는 처음부터 이 책의 출판을 지지해주었다. 내게 책에 대한 조언을 해주었던 하이페리온의 밥 밀러에게도 감사한다. 마지막으로 편집자였던 매리 엘렌 오닐에게 감사한다. 그녀는 자유롭게 글을 쓰도록 나를 배려해주었으며, 적절한 때 귀중한 조언을 해주었다.

— 할레 소피아 샤츠

지은이 소개 | **할레 소피아 샤츠** *Hale Sofia Schatz*

영양학 교육자이자 컨설턴트. 30년 동안 영양섭취와 건강, 정신과 의식의 생생한 상곤관계를 연구해왔다. 현재 저자는 대학과 공공기업, 회사에서 영양섭취 훈련 프로그램을 지도하고 있으며 가족과 함께 보스턴에서 평화롭게 살고 있다. 그녀의 활동에 대해 더 잘 알고 싶다면, www.halesofiaschatz.com을 방문하기 바란다.

쉬라 샤이만 *Shira Shaiman*

프리랜서 작가. 현재 매사추세츠 케임브리지에서 살고 있다.

옮긴이 소개 | **온 중 렬**

서울대학교 사회학과를 졸업했고, 외교관으로서 괌 총영사 등으로 재직했다. 현재는 전문 번역가로 활동중이다.

감수자 소개 | **김 수 범**

원광대학교 한의학과를 졸업하고, 경희대학원 한의학과에서 사상체질의학으로 석·박사학위를 취득했다. 대전대 한의대 사상체질과 겸임교수, 숙명여대 체육학과 박사과정 겸임교수, 대한사상체질학회 이사를 역임하고, 현재 대한한의동통학회 회장, 대한 개원한의사 협의회 부회장, 우리한의원 원장으로 있다.

주요 저서로는 《내 몸에 꼭 맞는 체질건강법》, 《한방체질약선 600가지》, 《사상체질 건강요리》, 《사상체질 다이어트》, 《내 몸에 약이 되는 체질요리 약재요리》 등이 있다.